JN093707

DELICIOUS + FASTING

DELIFAS!式　2DAYS週末リセット

食べるファスティング

DELIFAS! 代表

板 橋 里 麻

SDP
STARDUST·PICTURES

RIMA ITABASHI
板橋里麻

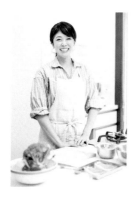

大学卒業後、栄養職員として小中学校の食育の現場に従事。管理栄養士取得後は、ヘルスケア事業を行うベンチャー企業（株式会社クックパッドダイエット 現：株式会社フィッツプラス）のスタートアップに携わり、オンライン食事カウンセリング事業、特定保健指導事業の立ち上げを手がける。その後、独立。フリーランスとして病院、企業などで食事カウンセリングを行いながら、企業の栄養監修、レシピ開発、セミナー、執筆などを行う中、2016年に「株式会社たべかた」を設立。ヘルシーメニューのデリバリー＆食事のパーソナルカウンセリングサービス、子どもから大人まで、「食育事業」をひろく展開し、レシピ開発・フードコーディネイトも行う。開発に3年をかけた"食べるファスティング"「DELIFAS!」は、販売開始からテレビ・雑誌・SNSでも話題に。今では女優やモデルをはじめ、男女問わず、多くの方々に愛用されている。

THINK : DAILY EAT STYLE

食べもので、生きかたをつくる

管理栄養士として、母として、

「食」の奥深さや大切さを感じながら、

これまで数多くのレシピ提供やカウンセリングを行ってきました。

たくさんのお客様と向き合う中で気づいたことがあります。

心の充実は、食生活の充実に大きく影響を受けているのです。

一度きりの人生を楽しむため、何より大切なのは健康でいること。

毎日の食事が、明日のカラダを作ります。

日常生活にうまくファスティングを取り入れて、

これまで当たり前に摂ってきた食事を見つめてほしい。考えてほしい。

「食べかた」の癖や嗜好に気づき、不調の原因を知って、

未来への予防へと繋げてほしい。

食習慣が変わればおのずと生きかたも変わります。

この本では、2日間のプログラムとして、

ぜひカラダと心が変化する体験を楽しんでください。

カラダと心を健康に。そして、なりたい自分に。

この本がカラダの変化・生きかたの変化のきっかけになりますように。

そして、この体験がみなさまの美容や健康のお役に立てますように。

DELIFAS! 代表

板 橋 里 麻

ок

CONTENTS

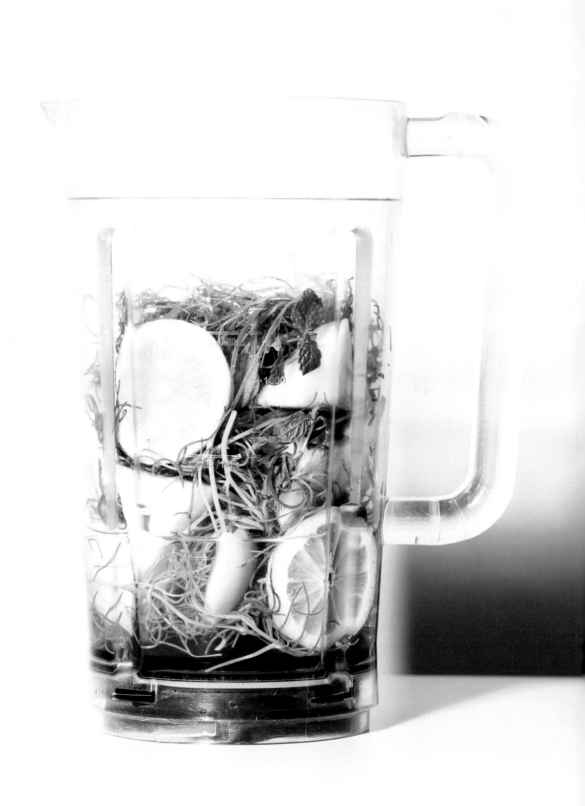

CHAPTER 1

DELIFAS! STYLE : HOW TO 2DAYS FASTING

おいしく「食べるファスティング」
はじめませんか？

WHAT'S FASTING?

ファスティングとは？

　ファスティング、すなわち断食。英語のFAST（断食）から、ファスティングと呼ばれるようになりました。私たちのカラダは生まれた時から24時間365日ずっとフル稼働している状態です。長く使った家電の動きが悪くなるように私たちのカラダも使いすぎると本来の機能が低下していきます。カラダの機能を休めて、回復させていくのがファスティングだと理解しています。一般的に一定の期間、食事を絶ったり固形物を摂らないなどの方法で、内臓機能を休めます。変化としては、少食化、代謝アップ、むくみの解消、体質改善、睡眠の質の改善、味覚の変化などがあります。

「食べるファスティング」が生まれたきっかけ

　ここで少し個人的なお話をさせていただきます。今から15年ほど前のこと。私自身、食べることが大好きで、でもキレイでもいたいと思っていました。そんな中、当時企業や病院などで3,000人以上のカウンセリングをしていた私は、自分の食事もそうですが、カウンセリングをしながら、いろいろな方の食事を見てこう思っていました。「飽食の時代、食べるという行為自体が、体を酷使しているのではないか？本来の機能を低下させているのではないか?」「おいしいものを食べない生活は無理。食とうまくつきあっていける方法はないのかな?」と。
　そこで出会ったのがファスティングでした。酵素ドリンクを3日間飲み続けるファスティングを行い、結果的にはとても良く、肌の調子が良くなる、無駄な食欲がリセットされて体重コントロールがしやすい、胃腸が軽くなるので調子が良くなりおいしく食べられる、睡眠の質が上がり頭が明瞭になるなど、思った以上の変化を体感しました。ただし、期間中は、まずい、辛い、冷えるなど、苦行でしかなく、食べることが大好きな私には、もう一度トライするには腰が重かったのも事実でした。このとき、どうにか、食べながら同様の成果を得ることができないかと考え、「食べるファスティング」への構想へと繋がっていったのです。

ENJOY EAT FASTING

食べてととのえる

　成果としてはとても良いが、ストイックすぎてしまうファスティング。どうにか同じ変化を得ながら楽しめないかということで、自分自身で実験的に始めてみたのが「食べながらできるプチファスティング」でした。管理栄養士として食べることの重要性は理解しているので、普段摂りすぎている栄養素は、食べるファスティングの間だけは摂らないで、普段摂れていないであろう栄養をしっかり摂る期間にしていきたい、という思いのもと、効率的にカラダをリセットできる設計を考え始めました。

　朝は脳に栄養を与え、血糖値を上げて交換神経のスイッチを入れるために、糖質がある程度摂れるスムージー。お昼は、咀嚼することで満腹中枢を刺激し、生の野菜からたっぷり酵素と食物繊維が摂れるサラダを。夜は消化の負担をかけず、副交感神経を優位にして、質の高い眠りに導くことを大切に。さらにカラダを温めるスープで冷えを撃退……と、試行錯誤しながら実施していきました。

　やってみて、もちろん空腹感はあるけど噛めるから辛くない、体が冷えない、必要な食物繊維も摂れるので、お腹もぐるぐる動き出しやすいと感じたのを憶えています。そして、どのファスティングより、肌艶が良くなり、体重の減り方は同様でしたが、「これなら継続できる」と感じました。その後、私だけではなく多くの方にモニタリングをお願いして、開発を重ねていきました。

　1日目は代謝、消化を高めることを目指し、2日目はデトックス要素を入れて腸をとにかく動かして、肝機能を休ませ、むくみをとろう、3日目は吸収が一番高いから抗酸化作用の高いものや吸収したいものを摂ろう、などと試行錯誤を重ね、3年をかけて今の、食べるファスティングのスタイルが確立しました。良いことづくしのファスティングをもっと日常に取り入れてほしい。だからこそ、本来のファスティングの意味とはあえて真逆のコンセプト、「おいしく食べるファスティング」を開発したのです。

FASTING MERIT

「食べるファスティング」で手に入る4つのいいこと

ファスティングがカラダに良さそうなイメージはあるけれど、「食べるファスティング」は、
どんなメリットがあるのでしょう。そして、食べることにより、
カラダのなかで何が起きているのか気になるはず。
少し専門的な話にも触れますが、DELIFAS! 独自の調査データも踏まえてご紹介します。

1 腸内環境へのアプローチで、カラダが変わる！

お肉や脂肪類、砂糖などの消化、アルコールやカフェイン、添加物の摂取によって毎日負担がかかっている腸。腸の状態が悪いと、摂取した栄養が体内で吸収できず、腸を素通りしてしまいます。野菜も、プロテインも、サプリも、すべて排出されます。また、ドリンクのファスティングをした方の腸内細菌は変化が出にくいのですが、DELIFAS!の食べるファスティングを経験した方は腸内細菌が増加しています。その理由は、食べることにより腸内細菌のエサとなるファイバー（食物繊維）が大量に摂れて増加しやすい腸になったためと見解をいただいています（※）。DELIFAS!の食べるファスティングを経験した腸内環境は、腸内のさまざまな菌が優位に働くという独自エビデンスを持っています。

[DELIFAS!実施前後での腸内細菌の変化]

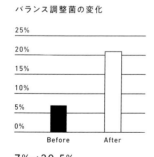

バランス調整菌の変化

7％→20.5％

バランス調整菌（最大）
約3倍増加。
善玉菌の増加に繋がります。

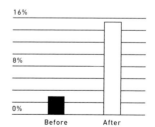

ヤセ菌の変化

3.9％→7.9％

痩せている人に多く見られる
腸内細菌が約2倍に増加。
ヤセ菌の増加に繋がります。

筋肉のつきやすさの変化

3％→15.5％

筋力のつきやすさに関与する
腸内細菌が約5倍に増加。
アミノ酸、タンパク質の吸収増加、
筋力アップに繋がります。

※DELIFAS!と一般社団法人腸内細菌検査協会（MTA）の独自研究データより

2 肝機能へのアプローチでむくみリセット

肝臓は、500の仕事をする臓器といわれています。糖質やタンパク質、脂質の代謝、水分代謝、解毒、筋肉、メンタルなど、多岐にわたりカラダの機能に関わっている臓器です。まさにカラダの肝<ruby>肝<rt>きも</rt></ruby>といえます。

肝臓も腸と同じく、あらゆる場面で毎日フル稼働。とくに飲食によって酷使されます。肝機能が低下すると、むくみをはじめ、代謝や筋力ややる気の低下など、カラダ全体のパフォーマンスが低下していきま

す。食べるファスティングによって消化活動を休息させると、疲労がとれた肝臓は元気な状態に戻ります。また食べるファスティング中は、アルコールも控えられるので、普段のアルコール過多や食べ過ぎが続き肝臓を酷使している方にとって、肝機能の改善となる絶好の機会です。代謝もスムーズになり、むくみにくい状態に。カラダ本来のパフォーマンスが発揮できるのです。

3 代謝酵素をうまく使って、痩せやすいカラダになる!

酵素には「食物酵素」と「体内酵素」の2種類があります。生の食材(野菜、果物、肉、魚など)に含まれているのが「食物酵素」。そして私たちのカラダに存在するのが「体内酵素」。実は、体内酵素は一定量しかなく、年齢とともに減少していくのです。この体内酵素はさらに、「消化酵素」と「代謝酵素」の2種類に分けられます。カラダにはまず、消化酵素が優先的に使われ、消化酵素として使われずに残った酵素が、代謝酵素に回されます。つまり、暴飲暴食すると「消化」に大量の酵素が使われてしまうため、「代謝」に使える酵素が少ない状態に。食物酵素を摂れば、体内酵素を増やせるのでは?と思うかもしれませ

んが、食物酵素が体内酵素に変化することはありません。酵素ドリンクをどれだけ飲んでも、体内酵素を増やすことはできないのです。とはいえ、食物酵素は消化活動を助けてくれます。パイナップル、キウイ、メロンなど食物酵素を多く含む食材は、消化の際に酵素をあまり必要としないため、消化酵素が節約できて、そのぶん代謝酵素に回せることができます。消化酵素の節約として、手っ取り早く有効なのが食べるファスティング。食べる量を減らすことで、消化酵素の使用量は最小限に抑えられます。消化活動を休ませれば、酵素は、代謝にたっぷり使用できます。食べるファスティングにより代謝が高まるのはこのためです。

4 オートファジーによるエイジングケアの実現

食べるファスティングを行うと"オートファジー"が活性化されます。オートファジーとは「カラダの中の古くなった細胞を内側から新しく生まれ変わらせる仕組み」のこと。除去されたタンパク質から新たなタンパク質の材料を作り出すこの仕組みは、いわば細胞のリフォームともいえます。壊れた細胞をお掃除すると、不要なものを材料とした、細胞にとって必要なタンパク質が作り出され、細胞を生まれ変わらせる作用が働きます。カラダに不要なものや老廃物が一掃されるこ

とで、細胞や組織、器官の機能が活性化するのです。肌や内臓の新陳代謝が活性化されるため、細胞レベルでエイジングケアが可能になります。内臓やさまざまな場所で細胞がよみがえり、免疫、血管、自律神経に良い結果をもたらします。また、カラダや細胞がストレスを受けても生き残れるようなオートファジーの仕組みになっているため、飢餓状態になったときにその働きは活発になります。そのため食べるファスティングによってエイジングケアが叶うのです。

EAT FASTING METHODS

週末2日間の「食べるファスティング」を

1. 基本的に2日で完結するプログラムです

　本書では、2日間で完結する「食べるファスティング」を提案しています。1日目は消化、代謝を高め、2日目はデトックス要素を入れて、腸をとにかく動かして、肝機能を休ませ、むくみをとる。そして3日目以降へと繋げていきます。朝はスムージーかポタージュ、昼はサラダ、夜はスープのメニューをそれぞれ提案しています。できるだけ簡単に料理できるよう、シンプルなレシピを掲載しました。2日間、自分で作って、食べるファスティングに取り組めます。

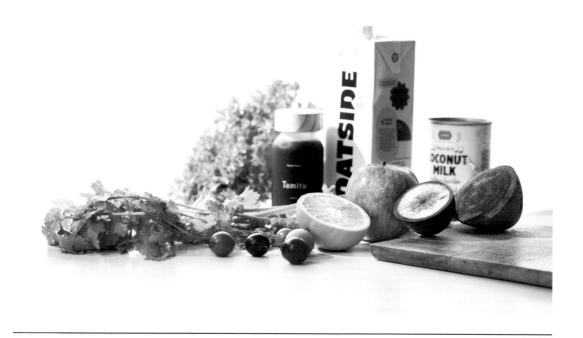

2. オススメのタイミング

　食べるファスティングを始めるなら、いちばん変化しやすいときに実施するのがベスト。女性は生理やホルモンバランスの変化で体調が変わりやすいため、生理周期を考慮しましょう。できれば排卵期前後の時期（月経後7〜10日目頃）の実施がオススメ。排卵期には「エストロゲン」という女性ホルモンが多く分泌されます。このホルモンが分泌されるタイミングの食べるファスティングは、さまざまな変化が期待できます。エストロゲンには、脂肪燃焼を促進させたり、肌内部のコラーゲン生成を促進させる働きがあります。食べるファスティング自体、代謝促進やエイジングケアに有効なので、エストロゲン分泌との相乗効果により、ダイエットや美肌も期待できます。エストロゲンには、PMS※1やPMDD※2など生理前症状を軽減する働きも。とくにPMS症状がある方が、低血糖状態にある月経前〜月経前半に行うと、ひどい頭痛や体調不良を引き起こすことも。イライラやむくみが少ない排卵期ならホルモンバランスに邪魔されず、安心して実施できます。また、食べるファスティングによって食生活の乱れがリセットされ、腸内環境が改善することでPMS症状の軽減も期待できます。　エストロゲンには自律神経をととのえる働きもあり、エストロゲンの分泌が盛んな排卵期にチャレンジするのは最適なタイミング。食べるファスティングを、前向きな気持ちで臨めます。

3. よりカラダをととのえるためのスケジュール

　よりカラダをととのえるためには、食べるファスティング前の「準備期」、終了直後の「回復期」がポイント。普段の食事から徐々に量を減らしていく準備期、徐々に普段の食事に戻していく回復期が大切です。それぞれの期間を2日設けて、準備食と回復食を摂りましょう。とくに食べるファスティング終了後は栄養素や摂取成分の吸収率が高まっているので、いきなり食事を通常に戻してしまうのは禁物です。

準備期	➡	食べるファスティング	➡	回復期
2日間		2日間		2日間
（ P14へ ）				（ P116へ ）

※1 PMSとは…月経前症候群のこと。月経前、3〜10日の間続く精神的あるいは身体的症状で、月経開始とともに軽快ないし消失するものをいいます。
※2 PMDDとは…PMDDは、PMSに潜む精神疾患で、月経前不快気分障害のこと。PMDDは抑うつ気分、不安・緊張、情緒不安定、怒り・イライラの症状が中心。

BEFORE YOUR START

「食べるファスティング」の前に準備期を

週末2日の食べるファスティング、成果をより高めたい場合は、あらかじめ準備期を設けましょう。準備期とは、食べるファスティングの前日までの2日を指します。食べるファスティングは普段に比べ内臓を休めることに有効ですが、いきなり始めてしまうと、脳は「低栄養状態」「飢餓状態」と認識し、エネルギーやミネラル不足と判断します。その結果、頭痛や吐き気、腹痛といった症状を引き起こすことがあります。また、普段カフェイン飲料をたくさん摂取している方は、カフェインを常習した状態から食べるファスティングを始めてしまうと、期間中に頭痛が起きやすくなります。辛さを軽減するためにも、ぜひ開始前から控えておきましょう。アルコールも同様ですが、カフェインも胃腸の負担になるので、事前に控えることで、消化機能の機能改善がより一層期待できます。食べるファスティングを行う際には、開始の2日前から「準備期」を設け、

(1) 徐々に食事量を減らす。脂質を控えて野菜たっぷり、徐々にお肉から大豆製品に移行します。発酵食品を意識しましょう。

(2) 消化の良い食事を心がける。よく噛んで、量は腹八分目にしておきます。

(3) カフェインや刺激物などを控え、レトルト食品、精製糖、お菓子も控えます。

この3つを意識しカラダをととのえておくことで、辛い症状を軽減することができます。せっかく食べるファスティングを行うなら、事前にしっかり準備して、より効率的で、快適な2日間を過ごしましょう。

準備期のメニュー例

	準備期　1日目	準備期　2日目
朝	パンとミネストローネのスープ。 野菜をたくさん取り入れて。	小盛りのご飯と納豆を。 具沢山のお味噌汁も。
昼	外食の場合、魚の定食をチョイス。 鮭など脂質の少ない魚がベター。	コンビニ食でも準備食を意識。 おにぎり、ゆで卵、サラダ、ヨーグルトでバランスを。
間食	小腹が空いたら果物を。 自然な甘みを楽しもう。	なるべく控えましょう。
夕	野菜や豆腐などを加えて けんちん風のお蕎麦がオススメ。	いよいよ明日から食べるファスティングです。 野菜スープで軽めの食事に。

準備期の気になるポイントをチェック！

準備食とは？

食べるファスティング前2日間の食事のことをいいます。準備期は、消化の良い食事を心がけ、食べるファスティングに向けて、徐々に食事量を減らしましょう。準備期間にカラダをととのえておくことで、辛い状況を軽減できます。

消化に良い食事のために

脂身の多いお魚やお肉、揚げ物は控えましょう。とくに動物性脂肪は胃腸、肝機能の負担が大きいため、動物性タンパク質より、大豆製品など植物性タンパク質を選ぶようにし、最近は大豆ミートを使用したビーガンメニューも多いのでオススメ。

腸内環境のために

納豆やみそ、漬物などの発酵食品を摂取しましょう。食べるファスティング開始前から腸内環境を意識します。また、レトルト食品や、パンや麺は控えましょう。レトルト食品に含まれる添加物、小麦粉のグルテンは、知らないうちに腸に負担をかけます。また、炭水化物を摂る場合はできれば玄米を選択しましょう。

準備食が必要なのは？

食べるファスティング期間中、急激にビタミン、ミネラルが不足して頭痛が起こるというような、体調不良を防ぐためと、より良い変化をさせるために必要です。食べるファスティング中も同様ですが、普段の食生活の影響が反映されます。

準備食の食べ方のポイント

お野菜、きのこ、海藻などをしっかり摂り、炭水化物は控えめに。これらに多く含まれる食物繊維には、血糖値の急激な上昇を抑える働きがあり、食べ過ぎを防止します。また、血糖値の乱高下による余計な食欲増加も抑えます。

刺激物は避けて

アルコールやカフェインなどの、刺激物には気をつけましょう。アルコールは胃腸、肝臓に大きく負担になります。食べるファスティングを行うことで消化機能、腸内環境、肝機能の改善が見込めますが、開始前に大量のお酒を飲んでは逆効果。アルコールを控えて内臓への負担を軽減することで、さらなる変化が期待できます。

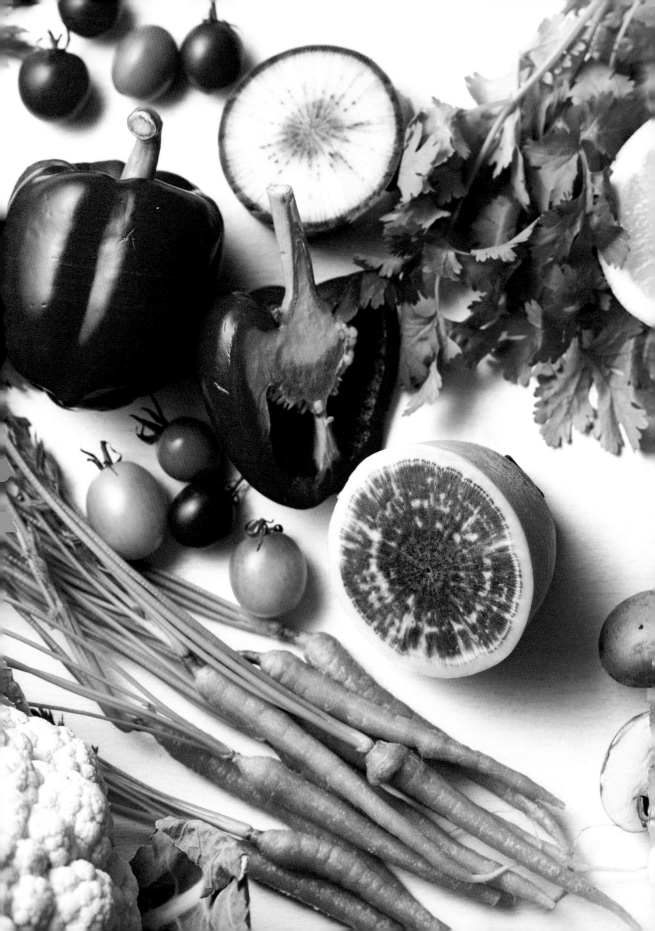

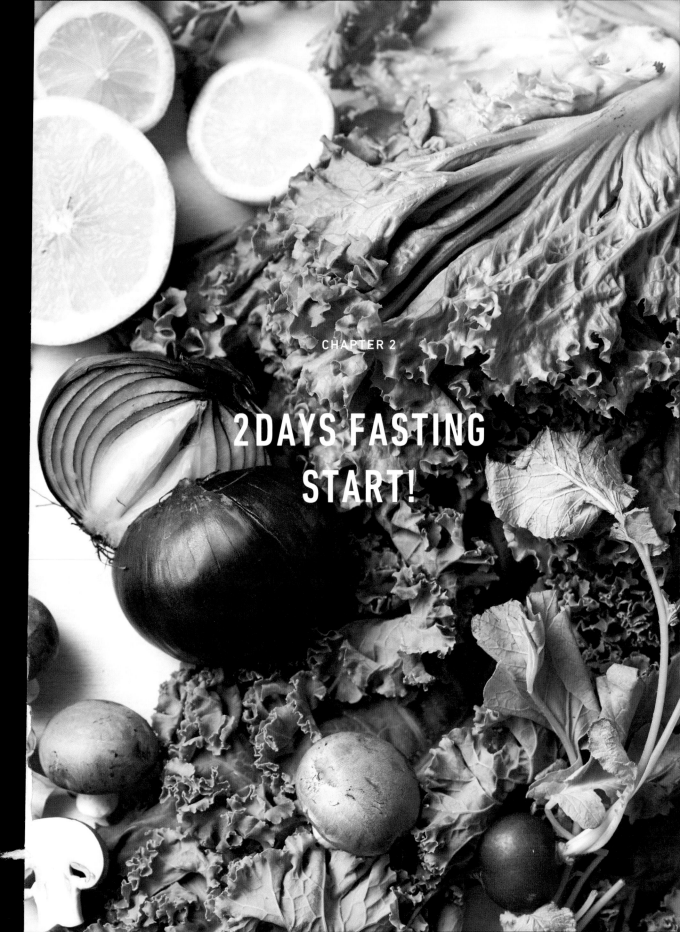

2DAYS FASTING
START!

ARE YOU READY?

「食べるファスティング」スタート

　1日目の食事は、消化や代謝を高める食材で構成しています。消化を高め、代謝をさらに底上げする食材で料理します。2日目は腸内環境にアプローチして、デトックスがコンセプトです。両日ともに、朝は目覚めの食事なので、消化に良いものとしてスムージーまたはポタージュを。昼はサラダ。よく噛んで、食べるファスティングならではの、咀嚼できるファスティングを存分に楽しんでください。夜は具沢山のスープです。1日目は空腹が強めに出るかもしれませんが、2日目のほうが空腹を感じる方もいます。もし空腹が辛い場合は、酵素ドリンクや甘酒※1などで、血糖値を高めたり、フルーツや干し芋で空腹をしのいでください。また、頭痛が起きる方は、普段の食生活が関係していることが多いので、水分をしっかり摂って、ミネラル分を補給。DELIFAS!の炭塩※1や岩塩をひとなめ。梅干しや、梅干しで作る梅醤番茶※2もオススメです。ミネラルをたっぷり摂って頭痛改善へと導きます。

 OR 　　　

（ スムージー ）（ ポタージュ ）　　（ サラダ ）　　　　（ スープ ）

朝	➡	昼	➡	夜
血糖値を上げて 交換神経のスイッチをONに！		お野菜から たっぷりの酵素と食物繊維を		腸を温めて副交感神経を優位 にすることで睡眠の質をUP！

POINT

1

ノンカフェインの水分をしっかり摂りましょう

体重×30〜50ml／日の水分補給が目安です。水以外では、ハーブティー、あずき茶もオススメです。ほかに、甘酒やはちみつをお湯で溶いて飲んだり、ハーブコーディアル[※1]を水や炭酸（無糖）で割って、水分をしっかり摂って、血流を良くしていきます。

2

軽めの運動、マッサージ、入浴などで、
カラダを冷やさない

食べるファスティングを実施している期間は、ストレッチやヨガなどを行うことで、血流を促し、むくみ改善にも繋がります。入浴も、バスタブに浸かることで皮膚を介して血液が温められ、全身の代謝改善・老廃物排出・疲労回復に繋がります。

3

1日目はゆっくり過ごして、質の高い睡眠を

期間中、内臓負担が軽くなるため、眠りの質が良くなります。動物性の食品を一切摂取せず、野菜と果物中心の食事を行い、水分を積極的に摂るため、血流が良くなり毛細血管まで血液が行き渡るからです。内臓疲労が取れて睡眠の質が高まり、緊張緩和で体温上昇も期待できます。

※1 P122〜123参照 酵素ドリンク・ハーブコーディアル6、甘酒2、炭塩9
※2 梅干し（中1個）と醤油（大さじ1）におろし生姜汁（少々）を入れ混ぜ、熱い番茶を注いで作る、滋養のための飲み物。

料理をはじめる前に

● 野菜類は、とくに表記がない場合、洗う・皮をむくなどを済ませてからの手順を掲載しています。

● スムージーに入れるはちみつやアガベシロップは、果物の甘みが少ないと感じる場合にお好みで小さじ（もしくはティースプーン）1〜3程度入れて、味見しながら使うようにしてください。

● ドレッシングはサラダ一皿あたり15g程度が目安ですが、ドレッシングによって塩分濃度が異なるため一律ではありません。あくまでも目安として参考にしてください。

● 本書で表記する塩は、できれば岩塩か粗塩をご使用ください。できれば砂糖はきび砂糖をご使用ください。

● 電子レンジを使用する場合は様子をみながら加減して調理してください。

● ミキサーをお持ちでない場合は、マッシャー、ブレンダーなどで代用してください。

● 本書ではスープを作る際、ベジブロスを用いて調理します。ベジブロスとは野菜で作るだしのことをいいます。調理の際に出る野菜くず（捨てていた野菜の皮やへた、種や芯など）を煮出して作ります。野菜の切れ端は栄養の宝庫。ベジブロスにはファイトケミカル※（1）が多く含まれ抗酸化力で活性酸素を減らし、免疫力を高めることが期待できます。ただし、アクの強い野菜や苦味のある野菜は不向きと言われていますので注意しましょう。ベジブロスについては右ページをご覧ください。代用品は市販の野菜だし※（2）をご使用ください。

● 食べるファスティングを行っている途中、気分が悪くなったり、異変・不調を感じたときはただちにやめて、医師の診察を受けるようにしてください。

● 妊娠中の方、授乳期中の方、血糖値異常、現在医師の治療を受けている方は、かかりつけの医師にご相談のうえ行うようにしてください。

● 体調や環境により、あまり効果が感じられないこともあります。あくまで自己責任に基づき、食べるファスティングを行うようお願いいたします。

※1 ファイトケミカル：植物にとって有害なものからカラダを守るために作り出された成分をいいます。
※2 P122〜123　野菜だし8参照

VEGETABLE BROTH

ベジブロスの作り方

お野菜の皮、茎、種、ヘタなどを煮込んで作ったベジブロス（だし）を使っています。
皮、種などの食べない部分にはファイトケミカルといわれるポリフェノールが多く含まれており、抗酸化作用が期待できます。普段の食事のスープ出汁としてご利用いただいても美味しいです。冷蔵保存で一週間で使い切りましょう。

材　料　（作りやすい分量）
・お野菜の皮、茎、種、ヘタなど
・水 ……… 1.5L
・昆布 ……… 6cm角1枚

オススメ
・大根、にんじんのヘタ、皮
・玉ねぎの皮　・セロリの葉すじ
・かぼちゃの種　・ピーマンの種
・にんにくの皮　・キャベツの芯

1　野菜くず、野菜の切れ端をよく洗い、きのこ類の汚れは、湿ったふきんやキッチンペーパーで拭き取る。

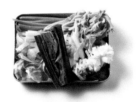

2　大きめの鍋に水と野菜くず、酒を入れて火にかけ、沸騰するまでは強火、沸騰直前で弱火にし蓋をして※20〜30分煮込む。

　※蓋をしないとファイトケミカルは
　　揮発性が高いので逃げてしまうため。

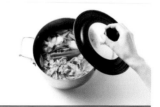

3　火を止めたら、ざるで野菜を濾す。やけどに注意する。

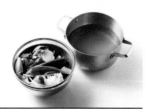

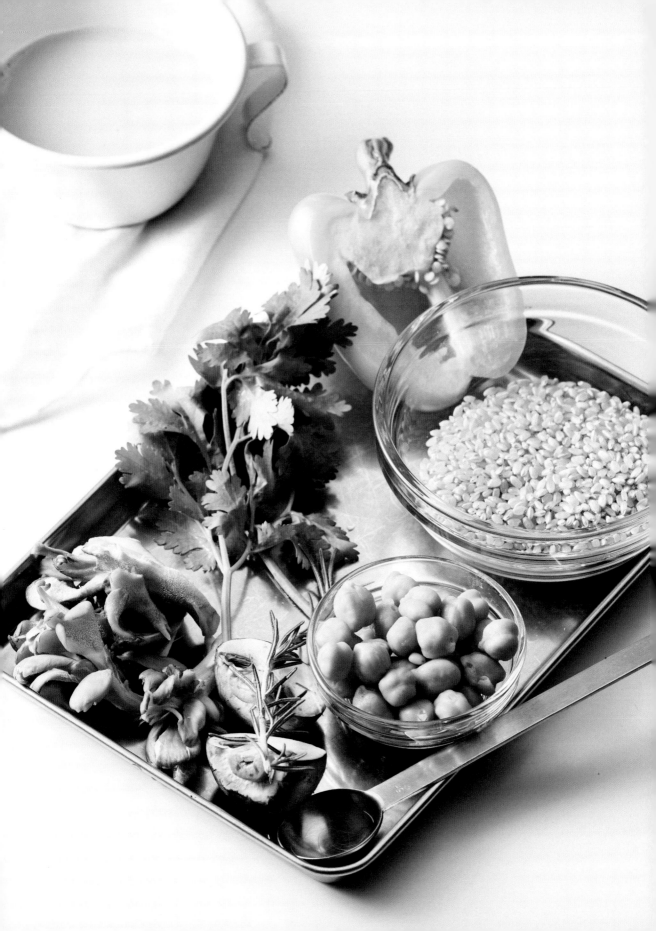

DAY

1

1日目は消化を高める

　1日目のメニューは、消化に良い食材で構成しました。2日間でカラダをリセットするために、まずは胃腸をはじめ内臓負担を軽減するのが目的です。そのために消化を促し、腸内に負担をかけず、腸内環境を改善するようにしていきます。たとえばポタージュやスープに使用するキャベツは、胃を労るビタミンU（キャベジン）を含みます。消化器を休ませることで、その後の働きを高めます。スープに使用する野菜で、代謝アップに必要なビタミンやミネラルがしっかり摂れます。隙間時間にはリンパマッサージや軽いストレッチ、半身浴をすることで血流を促し、変化を底上げしていきます。

BREAKFAST

\ スムージー or ポタージュ、 /
どちらかを選んでください。

にんじんと生姜と柑橘のスムージー

生姜の香りがアクセントで、
消化を高め巡りを良くする

材 料 （一人分）
・にんじん …… 1/3本
・みかん …… 2個（皮も少し入れる）
・キャベツ …… 20g
・ゆず（皮も含む） …… 1/8個
・生姜 …… 1片
・はちみつ …… 小さじ1程度
・水 …… 100〜150ml

—

作 り 方
1 にんじんは皮をむき、一口大程度に切る、
　キャベツはざく切りにする。
　みかんは皮をむいて小房に分ける。
2 材料を全てミキサーにかける。
　少し長めにかけると滑らかに仕上がります。

CHECK!

○ みかんやオレンジなどの柑橘類の皮の成分には
　代謝を高める変化が期待できます。
　また、香りの成分シトラス類はリフレッシュを促し、
　余分な食欲を抑えます。
　消化を促進し、血流を促し代謝サポートをする
　生姜と合わせて摂ることで、より変化を高められます。

長ネギのポタージュ

長ネギの甘みがおいしく、
代謝をサポートしてくれる

材 料 （一人分）
・長ネギ …… 1本
・キャベツ …… 1〜2枚（40g）
・玉ねぎ …… 1/4個
・豆乳 …… 50ml
・ベジブロス …… 150ml（P21参照）
・塩 …… 適量
・黒こしょう …… 適量
・お好みでパセリ …… 適量

—

作 り 方
1 長ネギはぶつ切りに、キャベツはざく切りに、
　玉ねぎはスライスする。
2 鍋に1とベジブロスを加え蓋をして煮込む。
　具材が柔らかくなったら火を止めて
　滑らかになるまでミキサーにかける。
3 鍋に2を戻して豆乳を混ぜ合わせながら弱火で加熱し、
　塩を加えて調味する。
　仕上げに黒こしょうをふる。お好みでパセリを添える。

作り方のPOINT

☑ ネギは弱火で煮込むことで甘みが出て
　おいしく仕上がります。
☑ ミキサーを使用しない場合は、
　具材を細かく刻んで煮込みましょう。
　その場合も豆乳は分離しやすいので
　最後に加えてください。

CHECK!

○ ネギに含まれるアリシンは、豆乳に含まれる
　ビタミンB1の吸収を促進し、代謝をスムーズにします。
　また、アリシンは血行促進もできて、
　栄養素が全身に行き渡るのをサポートします。
○ キャベツは胃を労わるビタミンU（キャベジン）を含みます。
　消化器を休ませることでその後の内蔵の働きを高めます。

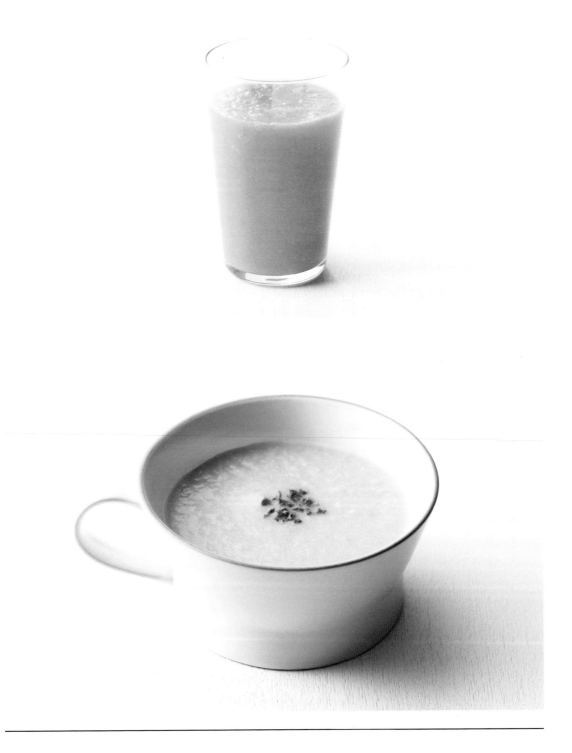

LUNCH

お好みの大根とルッコラのサラダ

柑橘が香り、大根の辛味成分が消化を高める

材　料　（一人分）
・お好みの大根
　（大根、空芯大根、赤大根、
　ラディッシュなど）……… 30g
・ルッコラ ……… 30g
・グリーンリーフ ……… 30g
・柑橘類
　（グレープフルーツ、みかん、
　レモンなど）……… 50〜100g程度
・塩、こしょう ……… 適量
・おすすめドレッシングは
　　塩麹ドレッシング（P36参照）……… 適量

作 り 方
1 大根はスライスしておく。ルッコラ、グリーンリーフは
　さっと洗って水気を切り、食べやすい大きさにちぎる。
　柑橘類は薄皮を除かずそのまま食べやすい大きさに切る。
2 1と塩、こしょう、お好みのドレッシングを混ぜ合わせる。

CHECK!

○ 大根は消化を促進するジアスターゼをたっぷり含んでいます。消化酵素を
　無駄遣いしないと代謝酵素を有効に使用できるカラダづくりができます。
　また、ルッコラの辛味成分はポリフェノールの一種で
　胃液の分泌を促し、消化促進をします。柑橘類は多めに食べてもOKです。

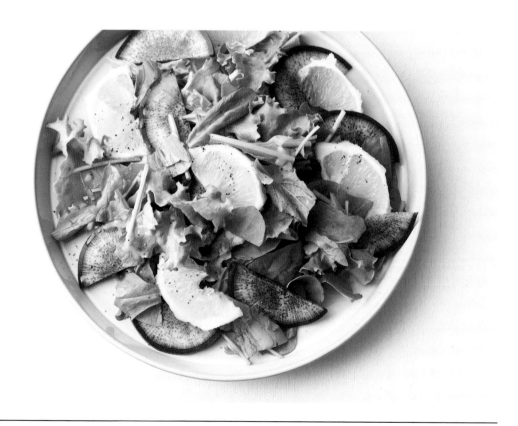

DINNER

たっぷり野菜のスパイススープ

お豆と野菜で食べごたえがあり、ビタミンもたっぷり

材 料 （一人分）
- キャベツ ……… 1枚(20g)
- セロリ ……… 5cm程度(20g)
- 玉ねぎ ……… 1/4個
- パプリカ ……… 1/2個
- にんじん ……… 1/4本
- 蒸し大豆 ……… 30g
- オリーブオイル ……… 小さじ1
- にんにく、生姜 ……… 各1/2片
- カレー粉 ……… 小さじ1
- 塩 ……… 小さじ1/2
- ベジブロス ……… 200ml(P21参照)
- お好みでパセリ ……… 適量

作 り 方
1 キャベツ、セロリ、玉ねぎ、パプリカ、にんじんは全て1cm程度の角切りにする。にんにく、生姜はみじん切りにしておく。
2 フライパンにオリーブオイル、にんにく、生姜を加えて弱火で香りが立ってくるまで熱し、1の野菜、カレー粉を加えて野菜がしんなりしてくるまで炒める。
3 ベジブロス、蒸し大豆を加えて煮込む。塩を加えて味を整える。お好みでパセリをかける。

CHECK!

○ 野菜をたっぷり使用し、代謝アップに必要なビタミン、ミネラルがしっかり摂れるスープです。
○ スパイス、にんにく、生姜は消化、代謝を高めます。血流も促されるため、野菜に含まれるビタミン、ミネラル、ファイトケミカルもカラダ全体に行き渡りやすくなります。

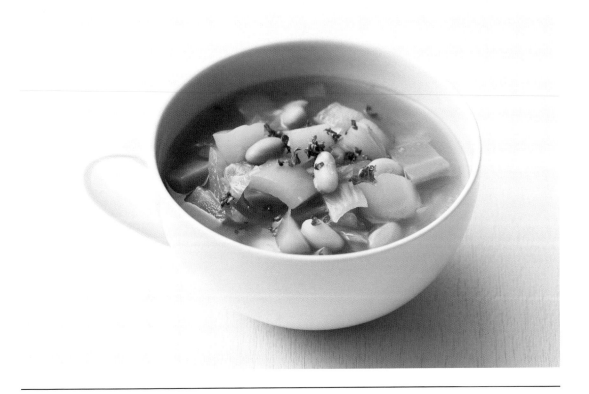

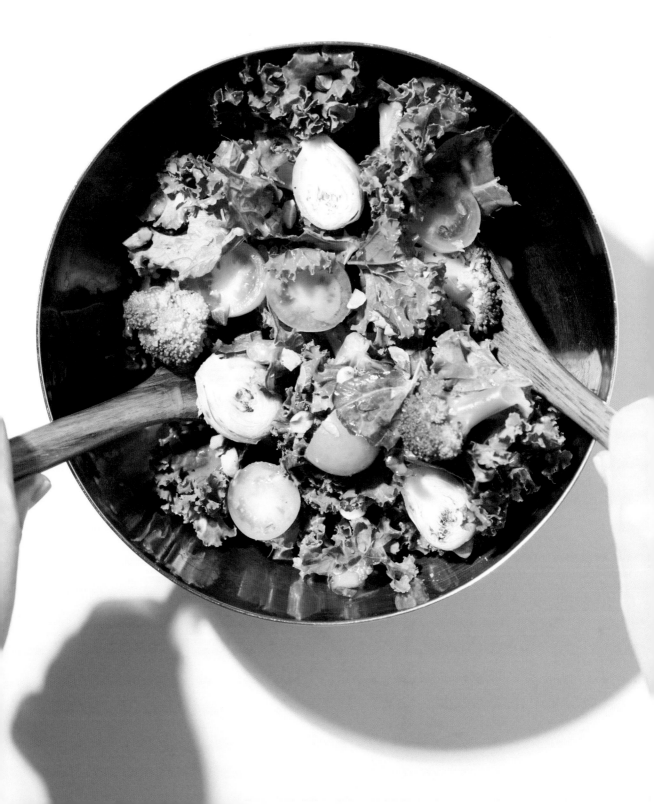

DAY
2

2日目は腸内環境にアプローチ

　2日目のメニューで、腸の動きをアクティブにしていきます。むくみ解消や解毒との関わりの深い肝機能にアプローチする食材を摂ることで、カラダの中に溜まった老廃物を流してデトックスを促す、「余分なものを流し出す」がコンセプト。決して無理のないように、空腹が辛い場合は、水分を摂ったり、胃腸に負担のかからない間食で過ごしましょう。1日目が終わると、「あれが食べたい」「これが食べたい」という気持ちになる方もいます。それこそが悪い習慣なのかも、と見直すことができます。悪い習慣を断ち切るのが、この食べるファスティングの特徴のひとつ。また、食べるファスティングは食べられるので、さらに良くしていこうというモチベーションのもと、実施できます。

BREAKFAST

＼ スムージー or ポタージュ、 ／
どちらかを選んでください。

小松菜とバナナのグリーンスムージー

飲みやすい野菜と果物のバランスで、
腸内環境、肝機能にアプローチ!

材 料 （一人分）
・小松菜 ……… 1房(40g)
・バナナ ……… 1本
・パイナップル ……… カット3切れ(50g)
・クコの実 ……… 小さじ1
・水 ……… 100〜150ml

—

作 り 方
1 小松菜は洗って、ざく切りに、
  バナナは一口大にちぎっておく。
2 材料を全てミキサーにかける。
  少し長めにかけると滑らかに仕上がります。

CHECK!

○ 小松菜にはイソチオシアネートが含まれ、
  デトックスを促します。
  また食物繊維も豊富で腸内環境もととのえます。
○ バナナ、パイナップルはカリウムが豊富で
  むくみ改善に繋がります。
○ クコの実は肝臓に脂肪が蓄積するのを防ぐ働き、
  エイジングケアができると言われています。

ブロッコリーとほうれん草のポタージュ

デトックス&むくみに働きかけ
カラダを優しく目覚めさせる

材 料 （一人分）
・ブロッコリー ……… 50g
・ほうれん草 ……… 60g
・玉ねぎ ……… 1/2個
・にんにく ……… 1片
・オリーブオイル ……… 小さじ1
・豆乳 ……… 50ml
・ベジブロス ……… 150ml(P21参照)
・塩 ……… 小さじ1/2
・黒こしょう ……… 適量

—

作 り 方
1 ブロッコリーは小房に分けて、ほうれん草は洗って
  ざく切りに、玉ねぎはスライスする。
2 鍋にオリーブオイル、にんにくを加え、弱火で炒め、
  香りが立ってきたらブロッコリー、玉ねぎ、
  ほうれん草を炒める。火が通ったら、ベジブロスを加え
  蓋をして煮込む。具材が柔らかくなったら火を止めて
  滑らかになるまでミキサーにかける。
3 鍋に2を戻して豆乳を混ぜ合わせながら弱火で加熱し、
  塩を加えて調味する。仕上げに黒こしょうをふる。

作り方のPOINT

☑ 具材はにんにくで炒めることにより青臭さがなくなり、
  にんにくの香りが食欲をそそります。
☑ ミキサーを使用しない場合は、具材を細かく刻んで
  煮込みましょう。その場合も豆乳は分離しやすいので
  最後に加えてください。

CHECK!

○ ブロッコリー、ほうれん草に含まれる
  イソチオシアネートは、肝機能を高めデトックス、
  むくみ改善を促します。また、抗酸化作用も期待できます。
○ さらにブロッコリー、ほうれん草はビタミン、
  食物繊維が豊富で腸内環境をととのえます。

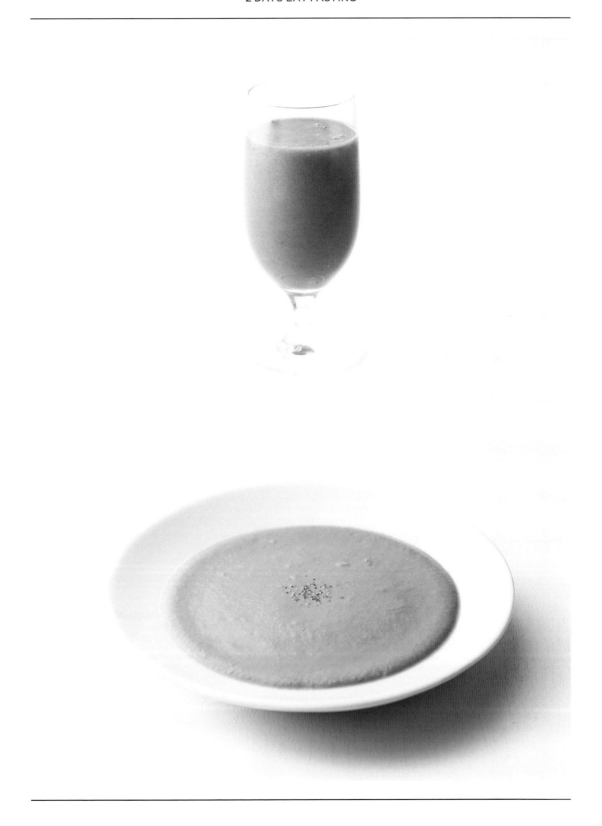

LUNCH

ケールとさつまいものサラダ

たっぷりの食物繊維とビタミン、ポリフェノールで腸と肌をととのえる

材　料　（一人分）
・カーリーケール ……… 40g
・さつまいも ……… 1/2本
・マッシュルーム ……… 3個
・オリーブオイル ……… 適量
・塩 ……… 適量
・黒こしょう ……… 適量

作 り 方
1　カーリーケールは細かく刻み、ボウルにオリーブオイル、塩を加え手で20秒ほど
　　揉んでおく。さつまいもは1cm程度の厚さに切り、マッシュルームはスライスする。
2　オリーブオイルを少しひいたフライパンで表面に焦げ目がつくまで
　　さつまいもを焼き、水を加えて蓋をして蒸し焼きにする。
3　1、2を盛り合わせる。仕上げに黒こしょうをふる。

CHECK!

○ ケールは、肝機能を高め、デトックスを促すイソチオシアネートがたっぷり。
　ビタミン、ミネラル、食物繊維も多いので、便秘、肌荒れ改善にも変化が期待できます。
○ さつまいもは食物繊維の他にもヤラピンという成分を含み、便秘、腸内環境の改善も。
　さらに熱に強いビタミンCを多く含み、効率的にビタミンCを摂取できます。
　さつまいもに含まれる糖質は血糖値を緩やかに上昇させ、
　吸収されにくい糖質でもあるので減量向きです。

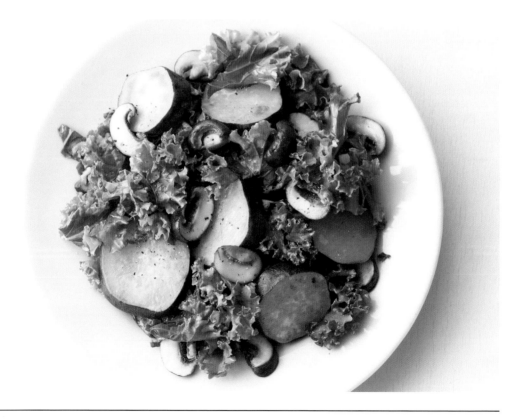

DINNER

根菜ときのこの塩麹スープ

食物繊維たっぷりな食材と塩麹で善玉菌を増やす

材 料 （一人分）
・れんこん ……… 50g
・ごぼう ……… 30g
・にんじん ……… 1/3本
・ネギ ……… 30g
・まいたけ ……… 30g
・えのき ……… 30g
・ごま油 ……… 小さじ1
・ハトムギ ……… 小さじ1
・ベジブロス ……… 200ml(P21参照)
・塩麹 ……… 小さじ2
・生姜 ……… 適量
・お好みでクコの実、小ネギ、
　さやえんどう ……… 適量

作 り 方
1 れんこんはいちょう切りに、ごぼうは斜め切りに、にんじんは1cm角切りに、ネギはぶつ切りにする。きのこは食べやすい大きさに切る。
2 鍋にごま油を加えて加熱し、1の野菜をさっと炒める。全体に油が回ったらベジブロス、ハトムギを加えて煮込む。
3 塩で味を整え、生姜をすりおろして加える。お好みでクコの実、小ネギ、さやえんどうをのせる。

CHECK!
○ 水溶性、不溶性食物繊維ともに多く含む根菜、きのこを使用したスープです。食物繊維たっぷりな食材に加え、塩麹を加えることでより効率的に善玉菌が増える組み合わせです。
○ ハトムギは、中医学でも水分代謝を促す食材として知られています。生姜と合わせて使用することで、巡りを良くして、冷えからくる滞り、むくみ改善を促します。

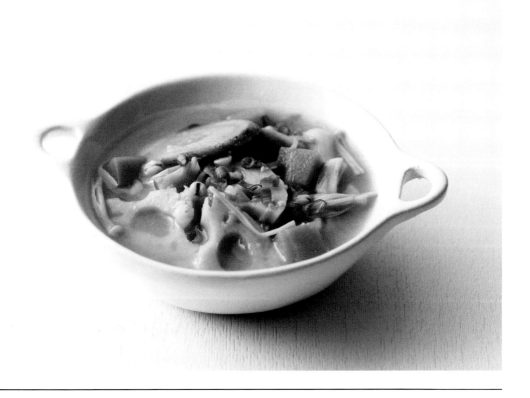

COLUMN

腸活について

栄養素が摂れていないのが代謝低下の原因?

　DELIFAS!の食べるファスティングを実施されるお客様の目的として一番多いのは「ダイエット」です。カウンセリングの中で原因をみていくと「食べる量が多すぎて……」ということよりも、「必要な栄養素が摂れていないことでエネルギー代謝がスムーズにいかない」「むくみやすくなっている」などのケースが多いです。ヒトのカラダはエネルギーを作り出すために、必ず、ビタミン、ミネラル、アミノ酸などの栄養素が必要になりますが、それらの必要量を摂取できていないために、「食べる量は多くないけど、痩せない、痩せづらい」となります。食べる量を減らすことより、必要な栄養素をしっかりと摂ることを意識するのが重要で、食べるファスティング後に食べ方を見直しダイエットに成功される方が多くいらっしゃいます。

　そして、次に大切なのは、栄養素を吸収する腸です。腸内環境の改善は食べるファスティングの特徴のひとつ。実際に便を採取して行った、腸内環境検査協会との実証実験では、実験の前後で、善玉菌、痩せ菌などの腸内細菌の変化がみられました（詳細はP10）。食べるファスティングを行うことで、腸内環境がととのい、栄養素の吸収がされやすくなり、必要な栄養素を摂取することで、代謝がスムーズなカラダづくりができます。そして食べるファスティングの成果を持続させるためには、その後の腸の状態を維持することも大切です。

腸のタイプを知って、効率的に腸活を行う

　腸活をしたら良いのは知っているけど、「どんなことをしたら良いの?」「乳酸菌飲料を飲んでも何も変わらなかった気がする」など疑問があるのではないでしょうか。腸は代謝にも関わりますが「全身を映し出す鏡」といわれ、腸の状態と私たちの健康状態は密接に関わっています。腸内環境の悪化によって起こりうる不調やトラブルとして、慢性的な便秘、下痢、手足の冷え、ニキビや肌荒れ、太りやすくなる、アレルギー体質、風邪をひきやすい、自律神経やホルモンバランスの乱れ、体臭や胸焼け……などが挙げられます。とくに日本人は他の人種と比べ腸が長く、大腸ガンをはじめとした腸の病気のリスクがあるため腸内環境のケアが必要とされます。また、腸は「第二の脳」とも呼ばれ、セロトニン生成（幸せホルモン）にも関わり、ストレス耐性、自律神経バランスなどとも関わりが。「腸脳相関」と呼び、腸の状態が悪いことで心理的ストレスに繋がってしまうこともあります。

　ここでは「腸のタイプ」を知って、その特徴・原因に合わせた解決策についてご紹介します。複数当てはまる方は当てはまるもの全てを参考にしてみてください。

1.「さがり腸」

ウエストの筋肉が少ない・生理不順・生理痛がひどい・おへその下がぽっこりしていることが特徴で、腸が下がった状態にあるため不調が起きるケースです。外食やレトルト食品、添加物の摂取過多、食物繊維の摂取不足、腸を支える筋力が低下することが原因として考えられます。 腸内に溜まった老廃物をしっかりと洗い流せる「水溶性の食物繊維」を摂取すると、改善されます。また、体幹を鍛えるヨガなどの運動も有効です。水溶性食物繊維を多く含む食材として、フルーツ、海藻、オーツ麦、大麦、山芋などが挙げられます。

2.「冷え腸」

冷たいものやアルコール、カフェインを習慣的に摂っていると腸が冷えてしまい、腸内環境が悪化します。まずは、冷たいものやアルコール、カフェインの摂取を控えること。夏でも常温以上の温度で水分を摂ることもポイントです。カラダを温める作用のある根菜類や、体温を上げる働きのあるタンパク質も合わせて摂るのがオススメです。

3.「つまり腸」

毎日排便がないなど、老廃物が排出されず腸が詰まっていることで不調を招いているケースです。老廃物が溜まってしまう原因として考えられることは、さがり腸同様、外食やレトルト食品、添加物の摂取が多いこと。この場合は、水溶性の食物繊維の摂取を意識しましょう。水分量が少ないことでも老廃物は溜まってしまいます。1日2リットルを目安にノンカフェインの水分を摂ることを意識してみてください。

4.「ガス腸」

お腹が張って苦しいのが特徴です。原因として、不規則な食生活、食事バランスの偏りが考えられます。食事の時間は規則正しいですか？早食いしていませんか？食事の代わりにお菓子を食べてしまっていませんか？腸内で善玉菌そのものとなる「発酵食品」と合わせて、善玉菌を腸内で育てる食材の中でも「オリゴ糖」の豊富な食材を摂るのがおすすめです。大豆、大豆製品、玉ねぎ、ネギ、ごぼう、にんにく、アスパラ、ブロッコリー、アボカド、バナナにオリゴ糖は多く含まれています。発酵食品との組み合わて、納豆＋アボカド、ヨーグルト＋バナナ＋はちみつ、キムチ＋冷奴といった、組み合わせでの食べ方もオススメです。

5.「むくみ腸」

デスクワークなどの影響で腸の動きが鈍くなり、腸が浮腫んでしまうことでも不調が起きます。甘いものが好きな方も、腸が浮腫みやすくなっています。 浮腫みにはカリウムや、腸の動きを活発にする香辛料の摂取も有効です。食事だけの改善ではなく、座りっぱなしが続かないよう1時間に1回は立って動くことを意識したり、ウォーキングすることもオススメです。

6.「ストレス腸」

下痢と便秘を繰り返す、眠りが浅く疲れが取れないといった場合、腸にストレスがかかりリラックスできない状態にあります。ストレス過多によって自律神経が乱れると、腸の動きも乱れてしまいます。この場合、リラックス性のある食材の摂取が有効です。幸せホルモンと呼ばれる「セロトニン」の材料となる食材として、卵、肉類、ナッツ類、ブロッコリー、バナナなどを積極的に取り入れてみてください。緊張をほぐしてくれる、はちみつ入りの温かいハーブティーなどもオススメです。

DRESSING RECIPE

ドレッシングの作り方

本書のサラダメニューのために、野菜をおいしく食べられるドレッシングレシピを5品ご紹介します。使用する材料はシンプルに、どれも味に深みがあるので、サラダのおいしさの幅が広がります。サラダはもちろん、魚介のカルパッチョ、和え物のタレなど、いろいろなお料理に使えるので、食べるファスティング時はもちろん、日常の食事にもお使いいただけます。

ハニーマスタードドレッシング

材料 （一人分）
- 粒マスタード ……… 大さじ1
- ポン酢 ……… 大さじ1/2
- はちみつ ……… 小さじ2
- 黒こしょう ……… 少々

作り方
材料を全て混ぜ合わせる。

塩麹ドレッシング

材料 （一人分）
- 塩麹 ……… 大さじ1
- はちみつ ……… 小さじ1
- 酢 ……… 大さじ1
- 黒こしょう ……… 少々

作り方
材料を全て混ぜ合わせる。

オニオンドレッシング

材料 （一人分）
- 玉ねぎ ……… 1/4個
- 生姜 ……… 1片
- しょうゆ ……… 大さじ2
- 酢 ……… 大さじ2
- きび砂糖 ……… 小さじ1

作り方
1 玉ねぎ、生姜はすりおろす。
2 1としょうゆ、酢、きび砂糖を混ぜ合わせる。

ごまポン酢ドレッシング

材　料　（一人分）
・ねりごま ……… 大さじ1/2
・ポン酢 ……… 大さじ1

作り方
材料を全て混ぜ合わせる。

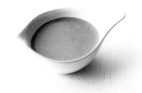

梅ドレッシング

材　料　（一人分）
・梅干し ……… 1個
・麺つゆ
　2倍濃縮（白だし）……… 小さじ 1
・水 ……… 大さじ1
・ごま油 ……… 小さじ1
・白ごま ……… 小さじ1

作り方
1　梅干しは種をのぞき、包丁でたたく。
2　そのほかの材料と混ぜ合わせる。

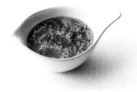

DELIFAS!の定番ドレッシング

https://delifas.com

玄米塩麹ドレッシング

ご好評のドレッシングレシピを商品化。無添加の玄米塩麹を使用し、ガッツリとした麹感をお楽しみいただけるドレッシングです。食べるファスティング時のサラダのドレッシングはもちろん、普段の料理にもお使いいただけます。

紅塩麹ドレッシング

無添加の紅塩麹を使用し、まるみのある麹の味わい、香りをお楽しみいただけます。普段の料理にもお使いいただけます。ノンオイルでもおいしく、生きた菌が摂れて、添加物、人工甘味料、砂糖不使用。塩麹にこだわったドレッシングです。

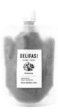

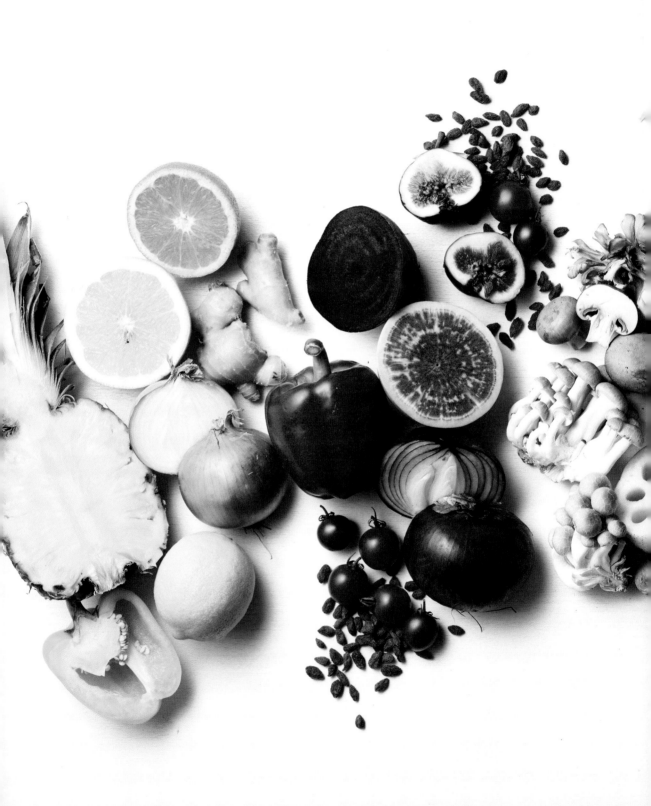

CHAPTER 3

HOW TO SOLVE PROBLEMS IN 2 DAYS!

MENU BY PURPOSE

悩みに合わせた目的別メニュー

　外食が続いたとき、食欲が抑えられずに食べすぎが続いてしまったときは、できるだけ早めに無理のない方法で対処しましょう。食べたものが脂肪としてカラダに蓄えられるまでには、1〜2日間かかります。つまり、食べ過ぎたあと、1〜2日の食事を調整することで、カラダへの定着を防ぐことができます。

　この章では、お悩みや目標に合わせて、5つのジャンルでメニューを紹介しています。代謝アップを促し、新陳代謝を高めたい方へのメニュー、美肌を手に入れたい方へのアプローチとして開発したメニュー、腸活でお腹の調子をととのえ、お通じの悩みを解消するメニュー、むくみ解消に重点をおいたメニュー、デトックスをメインにした構成のメニューをそれぞれご提案。おもに使用する食材の色が変化を示すことで、色別に構成しています。食材の効力を存分に活かせる組み合わせ、調理法を考慮したメニューとなっています。ご自身の悩みや好みに合わせて2日間の食べるファスティングメニューとして、朝はスムージーorポタージュ、昼はサラダ、夜はスープをチョイスして、オリジナルメニューを作ってみてください。また、ピンポイントで日常に召し上がっていただくのもオススメ。

悩み別にトライする2DAYSレシピ

代謝アップのためのメニュー
∨
YELLOW

美肌づくりのためのメニュー
∨
RED

腸活集中のためのメニュー
∨
BROWN

むくみ解消のためのメニュー
∨
WHITE

デトックスのためのメニュー
∨
GREEN

朝（スムージーまたはポタージュ）、昼（サラダ）、夜（スープ）の2日間レシピを掲載。

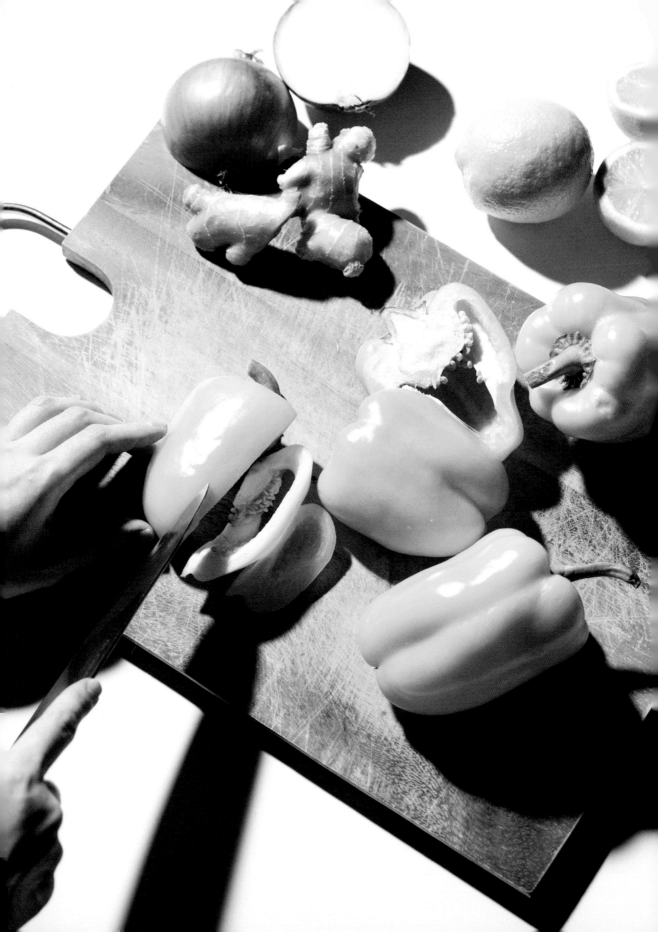

代謝アップ

∨

YELLOW

細胞から新陳代謝を促す！代謝アップメニュー

代謝アップを促し、太りにくい体質を手に入れたい方に適した食材は、パイナップル、グレープフルーツ、玉ねぎ、かぼちゃ、生姜などの「黄色の食材」です。

これらの食材には代謝アップをサポートするビタミンB群、ビタミンE、アリシン、シトラス、リモネンなどの栄養素が含まれており、細胞内のエネルギー産生サイクルをスムーズに回すのに必要な栄養素です。必要量をしっかりと摂ることで体内の脂質、糖質をエネルギーに変えやすくし、太りにくく、疲れにくいカラダを作ることができます。逆に足りないとエネルギー生成がスムーズにいかず燃費の悪いカラダに。「食べる量を減らしているのに太りやすい」という悩みのある方はこれらの食材が不足し、代謝の悪いカラダになっているかもしれません。

減量したいときには、むやみに摂らないことをするのではなく、必要な栄養素はしっかり摂ることで代謝の良いカラダづくりができます。

2日間の食べるファスティングメニューに組み込むだけでなく、普段の食事でも代謝を高める食材を知ることでダイエットも効率よく進めてみてください。

BREAKFAST

パイナップルと
グレープフルーツのスムージー

シトラス香る、爽やかな味わいで気分もスッキリ

材　料　（一人分）
・パイナップル ……… 一口大5個程度(100g)
・グレープフルーツ ……… 1/2個
・セロリ ……… 30g
・生姜 ……… スライス1枚
・水 ……… 100〜150ml
・くだものでの甘さが足りない場合は、
　はちみつまたはアガベシロップ ……… 適量

—

作 り 方
1　グレープフルーツは薄皮の白い部分も残して一口大に切る。
　　セロリも一口大にしておく。
2　材料を全てミキサーにかける。
　　少し長めにかけると滑らかに仕上がります。

CHECK!

○ グレープフルーツの皮の成分には代謝を
　高めることが期待できます。
　また、香りの成分シトラス類はリフレッシュを促し、
　余分な食欲を抑えます。
○ パイナップルはビタミンB群を含み、
　タンパク質分解酵素も多い。酵素を摂取することで
　代謝酵素を上手に使えるようになります。
　消化を促進し、血流を促し
　代謝サポートをする生姜と合わせて摂ることで、
　より変化を高められます。

りんごとスパイスの
ホットスムージー

甘酒＆シナモンでポカポカ温め巡りを促す

材　料　（一人分）
・りんご ……… 1/2個
・生姜 ……… スライス1枚
・甘酒 ……… 150ml
・シナモン ……… 適量
・シナモンスティック ……… 1本(あれば)

—

作 り 方
1　りんごは皮ごと一口大に切る。
2　1、生姜、甘酒をミキサーにかけたら鍋に移し
　　50度くらい(淵に細かい泡が出てくるくらい)
　　まで加熱したら火を止め、シナモンを加える。

作り方のPOINT

☑ 温めなくても美味しく召し上がれます。

CHECK!

○ スパイスが血行を促進し、甘酒に含まれる、
　代謝アップのために欠かせないビタミンB群、
　アミノ酸が、代謝アップを促します。

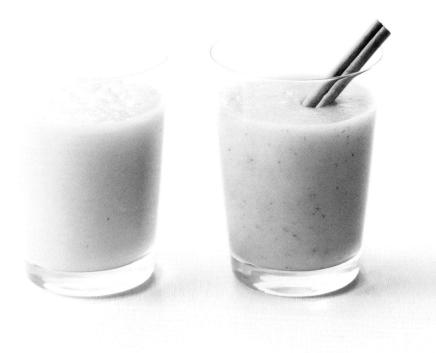

BREAKFAST

長芋のポタージュ

消化を助ける長芋を、
すりおろすだけでほぼ完成、簡単ポタージュ

材　料　（一人分）
・長芋 ……… 200g
・生姜 ……… 1片
・ベジブロス ……… 150ml（P21参照）
・みそ ……… 小さじ1
・みりん ……… 小さじ1
・小ネギ ……… 適量
・梅干し ……… 適量

—

作り方
1　長芋、生姜はすりおろす。
2　ベジブロスを鍋で少し加熱し、みりんを加え、みそを溶く。
3　粗熱をとった2に1を加え泡立て器などで混ぜ合わせ、
　　小ネギ、梅干しを添える。

作り方のPOINT

☑ すりおろしたあとはなるべく早めに食べましょう。
　　時間が経過すると酵素が失活してしまいます。
☑ 焼き海苔を仕上げに添えても美味しくいただけます。

CHECK!

○ 長芋は糖質、タンパク質、脂質の消化を助ける酵素を含んでおり、
　　胃腸の負担を軽くできます。長芋のビタミンB群が代謝を高め、
　　梅干し、みそが腸内環境をととのえます。
　　体内酵素を節約できるので、代謝に酵素を回すことができ、
　　代謝がスムーズなカラダづくりに繋がります。

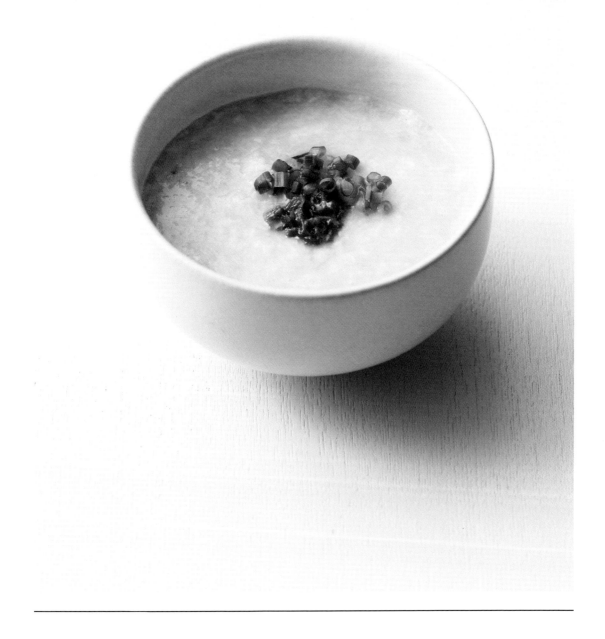

BREAKFAST

かぼちゃとナッツのスパイシースープ

ナッツ&ココナッツミルクのコクとスパイスで満足度を高める

材　料　（一人分）
- かぼちゃ ……… 80g
- 玉ねぎ ……… 1/4個
- セロリ ……… 20g
- にんにく ……… 1片
- 生姜 ……… 1片
- オリーブオイル ……… 小さじ1
- ココナッツミルク ……… 100ml
- ミックスナッツ ……… 10g
- カレー粉 ……… 小さじ1/2
- ベジブロス ……… 150ml（P21参照）
- 塩 ……… 小さじ1/2
- 黒こしょう ……… 適量
- お好みでパクチー ……… 適量

作り方
1 かぼちゃは種を除き一口大に切り、玉ねぎ、セロリ、
　にんにく、生姜、ナッツは粗みじんにする。
2 フライパンにオリーブオイル、にんにく、
　生姜を加えて弱火で香りが立ってくるまで熱し、
　1の野菜、カレー粉、ナッツを加えて野菜がしんなりしてくるまで炒める。
3 ベジブロスを加えて具材が崩れてくるまで煮込む。
　ココナッツミルク、塩、黒こしょうを加えて一煮立ちさせる。
　お好みでパクチーを添える。

CHECK!
○ かぼちゃに多いビタミンEは血流を促し代謝を高めます。
　さらにナッツは代謝アップに欠かせないビタミンB群も多く含まれます。
　玉ねぎのアリシンと合わせて摂ることでビタミンB群の吸収を高めます。
○ スパイス、にんにく、生姜は消化、代謝を高めます。
　血流も促されるため、野菜に含まれるビタミン、ミネラル、
　フィトケミカルもカラダ全体に行き渡りやすくなります。

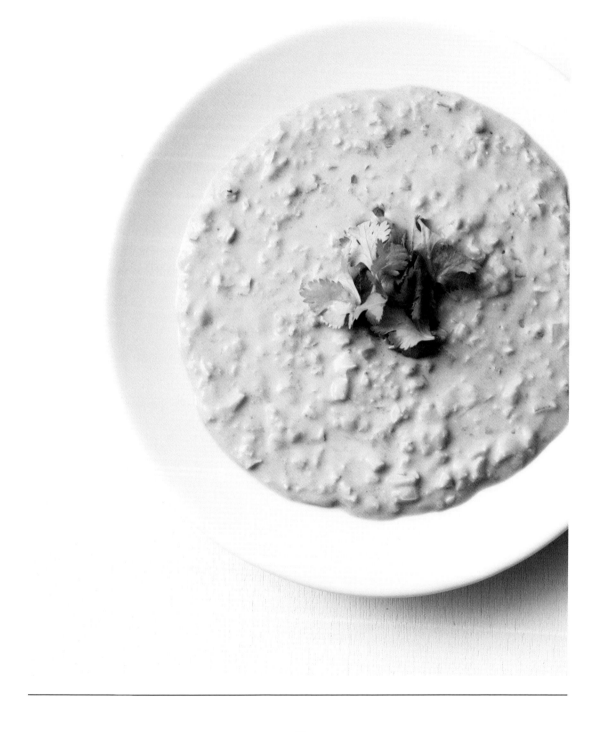

LUNCH

さつまいもとパプリカのサブジサラダ

スパイスとにんにくが食欲をそそり、代謝と消化を高める

材　料　（一人分）
・さつまいも ……… 1/3〜1/2本（100g）
・赤パプリカ ……… 1/4個
・ミックスナッツ ……… 大さじ1
・にんにく ……… 1/4個
・生姜 ……… 1/2片
・カレー粉 ……… 小さじ1/2
・オリーブオイル ……… 大さじ1
・塩、こしょう ……… 適量
・ベビーリーフ ……… 一掴み（30g程度）
・水 ……… 50ml

作 り 方
1 さつまいも、赤パプリカは2〜3cmの角切りにし、にんにく、
　生姜はみじん切りにする。
2 フライパンにオリーブオイル、にんにく、生姜を加えて弱火で
　香りが立ってくるまで熱し、1の野菜、ミックスナッツ、カレー粉、
　塩、こしょうを加えて炒める。油が回ったら蓋をして、
　水50mlを加えて蒸し焼きにする。
3 さつまいもに火が通ったら、ベビーリーフと共にお皿に盛り合わせる。

CHECK!

○ さつまいもの糖質は、血糖値を上げにくく、
　ゆっくり吸収されるため実はダイエットの味方。
　また、ビタミンB,Cなども多く含み、代謝サポートをします。
　さらにスパイスを使用した味付けで脂肪を燃焼しやすくします。

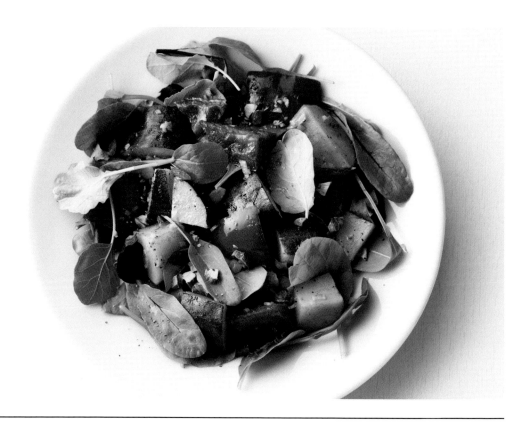

LUNCH

緑の野菜のガーリックトス

ガーリックが野菜のビタミンB群吸収をサポート

材　料　（一人分）
・グリーンリーフ ……… 2〜3枚
・アスパラ ……… 2,3本
・ブロッコリー ……… 1/4個
・アボカド ……… 1/2個
・にんにく ……… 1片
・オリーブオイル ……… 大さじ1
・塩、黒こしょう ……… 適量

作 り 方
1　グリーンリーフは食べやすい大きさにちぎり、アスパラは2〜3cmに、アボカドは一口大にカットする。ブロッコリーは小房に分ける。
2　アスパラ、ブロッコリーは熱湯でさっと茹でる。
3　にんにくは薄切りにしてオリーブオイルをひいたフライパンでカリッと焼き、オイルごと2とグリーンリーフ、アボカドを混ぜ合わせる。
4　塩、黒こしょうをかける。

CHECK!
○ 代謝を促進させるアスパラギン酸が含まれるアスパラ、ビタミンB群が含まれるブロッコリー、アボカドを使用したサラダ。
○ ビタミンB群の吸収をサポートするにんにくは、弱火でじっくり焼くとおいしく仕上がります。

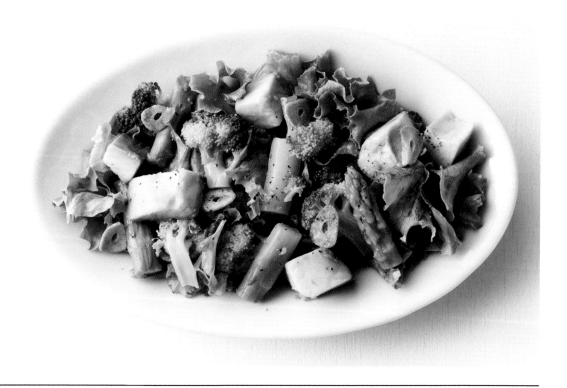

LUNCH

枝豆とルッコラのシトラスサラダ

代謝に必要なビタミン、ミネラルがたっぷり、ルッコラと柑橘が香り立つ

材 料 （一人分）
・ルッコラ ……… 50g
・ブロッコリースプラウト ……… 1パック
・枝豆 (冷凍でもOK) ……… 30g
・紫玉ねぎ ……… 1/8個
・レモンスライス ……… 適量
・黒こしょう ……… 適量
・おすすめドレッシングは
　塩麴ドレッシングまたは
　オニオンドレッシング(P36参照)
　……… 適量

作 り 方
1 ルッコラは食べやすい大きさに切り、ブロッコリースプラウトは
　根元を除き、食べやすい長さに切る。枝豆は茹でてさやから出しておく。
　紫玉ねぎ、レモンはスライスする。
2 1とお好みのドレッシングを混ぜ合わせる。黒こしょうをかける。

CHECK!
○ 枝豆は代謝と関わりの深いビタミンB群を含みます。
　さらに紫玉ねぎと合わせて摂ることで
　玉ねぎに含まれるアリシンがビタミンB群の吸収をサポートします。
○ ルッコラ、ブロッコリースプラウトは
　代謝に必要なビタミン、ミネラルを豊富に含みます。

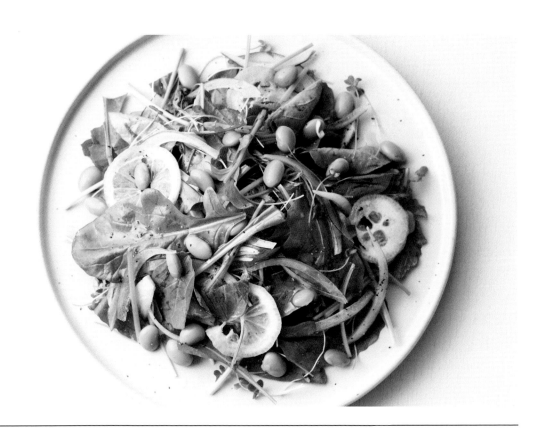

DINNER

きのことニラの薬膳スープ

漢方食材の使用でビタミンBを吸収！きのこの旨味がスープに溶け込みます

材　料　（一人分）

- 干し椎茸 ……… 1個
- しめじ ……… 40g
- えのき ……… 40g
- ネギ ……… 1/4本
- ニラ ……… 30g
- ハトムギ ……… 小さじ1
- クコの実（もしくは菊の葉）……… 小さじ1
- ベジブロス ……… 200ml（P21参照）
- A ┌ ・酒 ……… 小さじ1
　　├ ・しょうゆ ……… 小さじ1
　　├ ・塩 ……… 小さじ1/3
　　├ ・生姜（すりおろし）……… 小さじ1/2
　　├ ・こしょう ……… 少々
　　└ ・片栗粉 ……… 少々

作　り　方

1　干し椎茸はベジブロスに入れて戻し、スライスし、しめじ、えのきは石づきを除き、食べやすい大きさに切る。ネギは斜め薄切りにし、ニラは2〜3cmの長さに切る。

2　鍋にベジブロス、ハトムギを入れてフタをして20分ほど煮る。

3　1を入れて火具材が柔らかく煮えたら、Aを加えて味付けする。クコの実を入れ、混ぜ合わせて火を止める。

CHECK!

○ きのこ、ハトムギには代謝を促進するビタミンB群が多く含まれています。さらにニラはビタミンB群の吸収をサポートするので効率的に代謝を上げる組み合わせです。

○ クコの実、ニラは血行促進をすることで代謝のサポート、冷え予防をします。

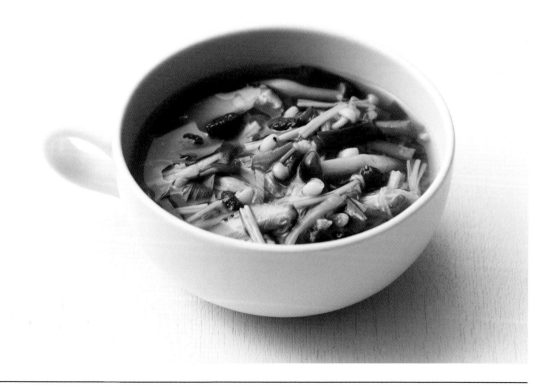

DINNER

たっぷりお豆と柚子こしょうのスープ

カラダをじんわり温め、巡りを良くしてくれる

材　料　（一人分）
・お好みの豆（赤インゲン、白インゲン、
　ひよこ豆、大豆）……… 50g
　※蒸してあるもの
・大根 ……… 50g
・大根の葉 ……… 適量
・玉ねぎ ……… 1/4個
・にんじん ……… 1/3本
・ベジブロス ……… 250ml（P21参照）
・塩 ……… 小さじ1/2
・柚子こしょう ……… 適量
・お好みで柚子皮、小ネギ ……… 適量

作り方
1　大根、玉ねぎ、にんじんは0.5〜1cmの角切りに、
　　大根の葉はみじん切りにしておく。
2　オリーブオイルで1を炒め、全体がしんなりしたら
　　ベジブロス、豆を加えて煮る。
3　野菜が柔らかく煮えたら塩、柚子こしょうで味付けをする。
　　お好みで柚子皮、小ネギを添える。

CHECK!

○ 大豆をはじめとした豆類にはビタミンB群が含まれています。
　玉ねぎのアリシンを合わせて摂ることで吸収が促されます。
　さらに柚子こしょうに含まれる青唐辛子が代謝促進を促します。

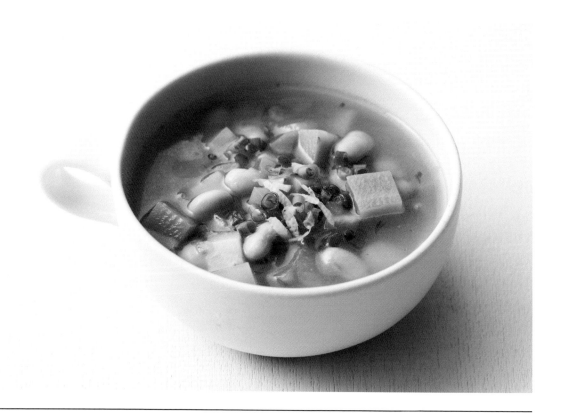

DINNER

もずく酢で作るサンラータンスープ

簡単でおいしく、代謝をサポートするビタミンやミネラルがしっかり摂れる

材　料　（一人分）
- もずく酢 ……… 1P(50g)
- ミニトマト ……… 3個
- キクラゲ ……… 30g
- オクラ（ない場合いんげん） ……… 2個
- 青梗菜 ……… 1本
- 生姜 ……… 1片
- ごま油 ……… 小さじ1
- ベジブロス ……… 200ml（P21参照）
- しょうゆ ……… 小さじ1
- 塩、こしょう ……… 適量
- お好みでラー油 ……… 適量

作り方
1　ミニトマトは1/2にキクラゲ、青梗菜は一口大に切り、
　　オクラは斜め切りに、生姜は千切りにする。
2　鍋にごま油をひき、1を加えさっと炒めたらベジブロス加えて
　　沸騰したら弱火にして2分程度煮込む。
3　もずく酢、塩、こしょう、しょうゆ、お好みでラー油を加える。

CHECK!

○ もずく、キクラゲをたっぷり使用しているスープなので、
　代謝に必要なビタミン、ミネラルを多く含んでいます。
　さらにもずく酢に使用されているお酢、ラー油は代謝をサポートします。

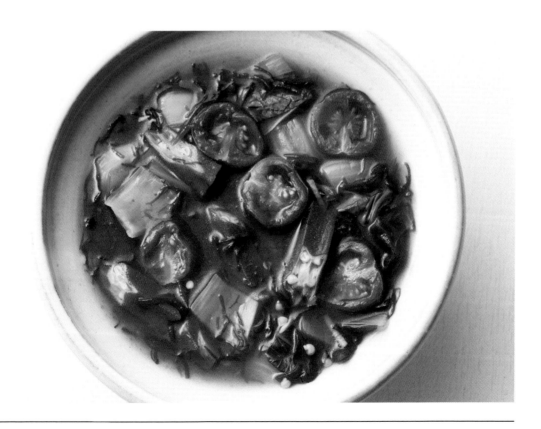

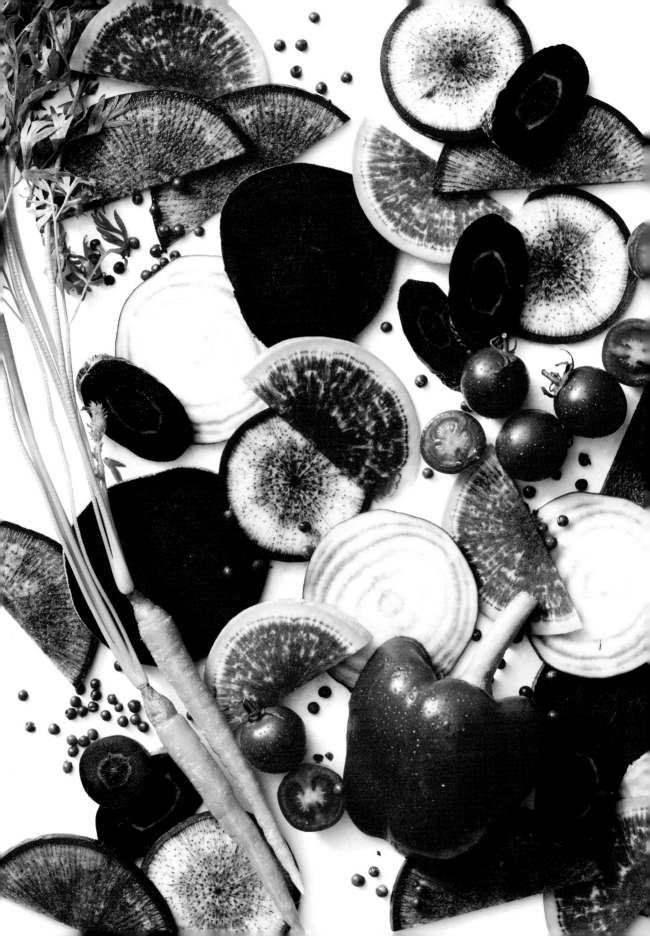

美肌

⌄

RED

美肌づくりのメニュー

　お肌のターンオーバー、トーンアップ、エイジングケア、これらを叶えたい方に適した食材は、いちじく、ベリー類、トマト、にんじん、ビーツなどの「赤の食材」です。

　食べるファスティングメニューに取り入れて、カラダをリセットしながら美肌も手に入れましょう。

　赤の食材には、アントシアニン、リコピンなどの高い抗酸化作用を持つポリフェノール、お肌のターンオーバーを促し、丈夫に保つビタミンA、ビタミンCが含まれています。

　外側からのケアに加えて、お肌の材料となる栄養をしっかり摂り、内側からアプローチをすることで未来のお肌をつくることができます。

　また、食べるファスティング後、腸内環境の状態が良いタイミングで栄養の吸収が高まります。そのタイミングでも赤の食材を意識して取り入れると、より美肌変化を高めることができます。

BREAKFAST

トマトとオレンジの
スムージー

ビタミンA、Cが美肌に導く

材 料 （一人分）
・トマト ……… 1/2個
・オレンジ ……… 1個
・亜麻仁油もしくは
　エクストラバージンオリーブオイル ……… 小さじ1
・水 ……… 150ml
・くだものでの甘さが足りない場合は、
　はちみつ ……… 適量

—

作 り 方
1　トマト、オレンジは一口大に切る。
2　材料を全てミキサーにかける。
　少し長めにかけると滑らかに仕上がります。

作り方のPOINT

☑ オレンジの皮の白い部分にはヘスペリジン
　（ポリフェノール）が含まれているので、あえて、
　皮の白い部分も入れてスムージーにしましょう。

CHECK!

○ トマトに含まれるビタミンA、オレンジのビタミンCは
　合わせて摂ることで、コラーゲン生成を促し、
　潤いのある素肌をつくります。
　また、トマトに含まれるリコピンは抗酸化作用があり、
　お肌のエイジングケアにも役立ちます。
○ 亜麻仁油に含まれているリグナンという成分が
　女性ホルモンをととのえる働きをし、
　揺らぎのないお肌に導きます。

ベリーと甘酒の
スムージー

甘酒のアミノ酸とアントシアニンでエイジングケア

材 料 （一人分）
・ベリーミックス（冷凍でOK） ……… 100〜150g
・クコの実 ……… 小さじ1
・バナナ ……… 1/2本
・甘酒 ……… 50ml
・水 ……… 100ml

—

作 り 方
1　ベリーミックスは冷凍のまま、バナナは一口くらいに
　ちぎり、他の材料と共にミキサーにかける。
　少し長めにかけると滑らかに仕上がります。

作り方のPOINT

☑ 水と甘酒の割合はお好みの割合に
　調整してみてください。

CHECK!

○ ベリー類には、お肌のエイジングケアには欠かせない
　アントシアニン（ポリフェノール）、
　ビタミンCが含まれています。
　クコの実もゴジベリーと言われるベリー類の一種で、
　世界三大美女の一人、楊貴妃も
　毎日食べていたとされる果物です。
○ ビタミンB群、アミノ酸を含む甘酒と一緒に摂ることで
　肌の新陳代謝を促進し、美肌をつくります。

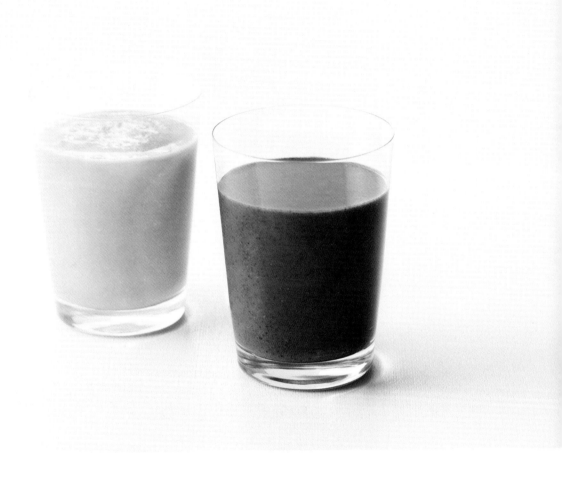

2 DAYS EAT FASTING

BREAKFAST

アーモンドとカリフラワーポタージュ

乳製品を不使用とは思えないほどのコクが楽しめて、
お肌のトーンアップを促す

材　料　（一人分）
・カリフラワー ……… 100g
・じゃがいも ……… 100g
・玉ねぎ ……… 1/4個
・アーモンド ……… 10粒
・にんにく ……… 1/2片
・オリーブオイル ……… 小さじ1
・ベジブロス ……… 150ml (P21参照)
・アーモンドミルク ……… 100ml
・塩 ……… 小さじ1/2
・黒こしょう ……… 適量
・お好みでパセリ ……… 適量

—

作り方
1 カリフラワーは小房に分け、玉ねぎ、にんにくはスライスする。
　じゃがいもは一口大に切る。アーモンドは保存袋などに入れ、
　めん棒などで叩いて砕いておく。
2 鍋にオリーブオイル、にんにくを加え香りが出るまで弱火で炒め、
　玉ねぎ、カリフラワー、アーモンドをさらに加えて炒める。
3 玉ねぎが透き通ってきたらベジブロス、アーモンドミルクを加えて加熱する。
　食材に火が通ったらミキサーにかける。
4 鍋に移し、塩、黒こしょうで調味する。お好みでパセリを添える。

CHECK!

○ カリフラワー、じゃがいもに多いビタミンCはコラーゲン生成を促します。
　さらにアーモンドに含まれるビタミンEは血流を良くし、
　お肌のトーンアップをサポートします。
　さらにビタミンC,Eは合わせて摂ることで
　抗酸化作用を高めることができるので、お肌のエイジングケアにも嬉しい。

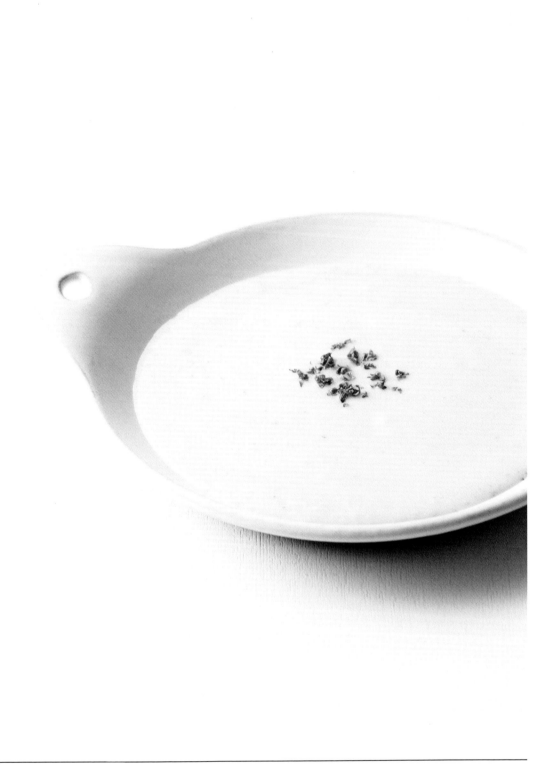

BREAKFAST

濃厚トマトポタージュ

トマトの旨味と抗酸化作用の高いリコピンがたっぷり

材　料　（一人分）
・ ミニトマト ……… 200g（15個くらい）
・ オリーブオイル ……… 大さじ1
・ にんにく ……… 1/2片
・ ベジブロス ……… 150ml（P21参照）
・ バルサミコ酢 ……… 小さじ1
・ 塩 ……… 小さじ1/3
・ 黒こしょう ……… 適量
・ お好みでパセリ、オリーブオイル
　　……… 適量

作 り 方
1　ミニトマトはヘタを取り、1/2に切る。にんにくはみじん切りにする。
2　鍋にオリーブオイルとにんにくを入れて熱し、香りが出るまで炒める。
　　ミニトマトを加え、弱火で崩しながら炒めて、5分程度煮詰める。
3　2とベジブロスをミキサーにかける。
4　鍋に戻し、バルサミコ酢、塩、黒こしょうで味付けし、
　　お好みでパセリ、オリーブオイルをかける。

CHECK!

○ トマトはリコピン、βカロテン、ビタミンCと抗酸化作用の高い成分を
　たっぷり含んでいます。スープにすることで含まれる栄養を余すことなく
　摂ることができます。仕上げに加えたバルサミコ酢も
　ポリフェノールを多く含みますので、味わいだけでなく、
　抗酸化作用も高まります。

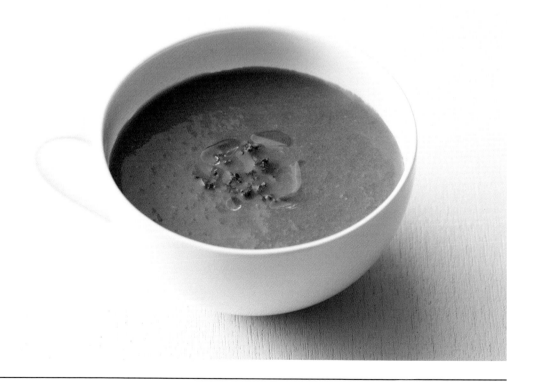

LUNCH

ビーツとりんごの赤いサラダ

鉄分、ポリフェノール満点で、見た目にも鮮やか

材　料　（一人分）
・ビーツ ……… 1/2個（100g程度）
・ミニトマト ……… 10個
・りんご ……… 1/4個
・塩麹ドレッシング ……… 大さじ1（P36参照）
・オリーブオイル ……… 小さじ1
・ベビーリーフ ……… 40g

作 り 方
1　ビーツは皮付きのままクッキングシートにくるむ。フライパンに水を
　2〜3cmはり沸騰したらビーツを入れ弱火にして蒸す。（15〜20分程度）
　竹串がスッと通るまで柔らかくなればOK。面倒な場合は耐熱皿に入れ、
　ふんわりラップし、4,5分程度電子レンジで加熱を。
2　ミニトマト、りんご（皮ごと）、1のビーツを角切りにし、
　塩麹ドレッシング、オリーブオイルとあえる。
3　ベビーリーフと2を盛り合わせていただく。

CHECK!
○ ビーツのベタレイン（ポリフェノール）、トマトのリコピンは
　共に抗酸化作用の高い食材でお肌のエイジングケアに役立ちます。
　さらにビーツは蒸すことでポリフェノールを逃さず摂取できて、鉄分も豊富。
　血流を良くすることでカラダ中に必要な栄養素が行き渡り、
　お肌のトーンアップにも繋がります。

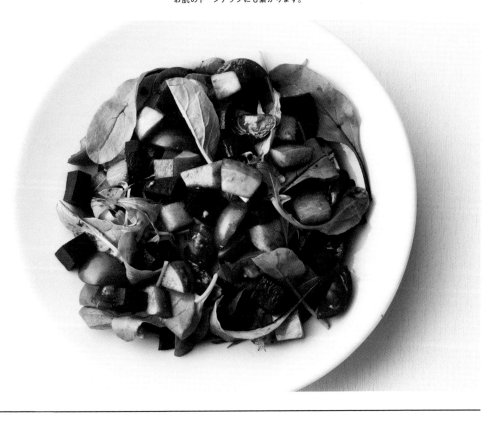

LUNCH

かぼちゃとくるみのチョップドサラダ

たっぷりのビタミンがプルンとしたお肌をつくる

材　料　（一人分）
・かぼちゃ ……… 100g
・カーリーケール ……… 2枚
・紫玉ねぎ ……… 1/4個
・キヌア ……… 大さじ1
・くるみ ……… 大さじ1
・オリーブオイル ……… 小さじ1
・塩 ……… 適量
・おすすめドレッシングは
　　ハニーマスタード（P36参照）……… 適量

作 り 方
1　かぼちゃ、紫玉ねぎは1.5〜2cmの角切り、カーリーケールは
　　食べやすい大きさのざく切りにしてオリーブオイル、塩で揉んでおく。
　　くるみは刻んでおく。
2　キヌアは水から15分程度茹でる。かぼちゃは、クッキングシートにくるむ。
　　フライパンに水を2,3cmをはり沸騰したら弱火にして10分程度蒸す。
　　かぼちゃをレンジ調理する場合は、耐熱皿に入れてラップを
　　ふんわりかけて2,3分程度加熱する。
3　お好みのドレッシングと1、2をあえる。

CHECK!

○ アンチエイジングの相乗効果が得られる
　ビタミンACEの組み合わせ。さらにくるみのオメガ3をプラスした
　サラダはまさに最強かもしれません。

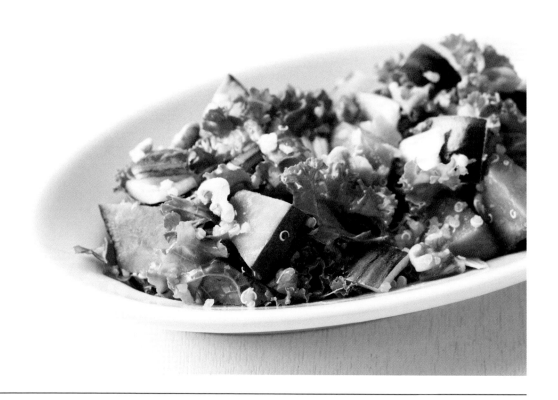

LUNCH

春菊といちじくのサラダ

女性に必要なビタミン、ミネラルがいっぱい

材　料　（一人分）
・春菊 ……… 40g
・いちじく ……… 1個
・玉ねぎ ……… 1/4
・お好みのナッツ ……… 大さじ1
・おすすめドレッシングは
　ハニーマスタード（P36参照）……… 適量

作り方
1　春菊は葉先と茎の部分を分けて、茎の部分は斜めにスライスしておく。
　　いちじくは、くし切りにする。玉ねぎはスライスする。
2　1とナッツ、お好みのドレッシングをあえる。

CHECK!

○ 春菊に含まれるビタミンA には肌を丈夫に保ち、
　酸化から守る作用が期待できます。また、いちじくには
　血流を促しトーンアップをサポートする鉄分、
　抗酸化作用のあるアントシアニンが含まれています。
　さらにナッツの良質な脂肪酸、ビタミンEはお肌に潤いを与えます。

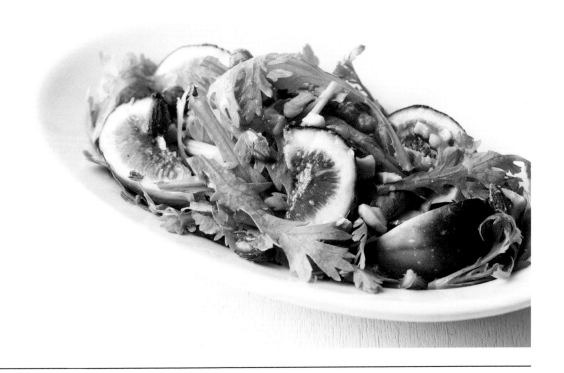

DINNER

焼きパプリカのスープ

美肌に必要なビタミンとパプリカの甘みがぎゅっと詰まった

材　料　（一人分）
・赤パプリカ ……… 1個
・黄色パプリカ ……… 1個
・玉ねぎ ……… 1/4
・にんにく ……… 1片
・オリーブオイル ……… 小さじ2
・ベジブロス ……… 150〜200ml(P21参照)
・塩 ……… 小さじ1/2
・黒こしょう ……… 適量
・お好みでイタリアンパセリ ……… 適量

作 り 方
1 パプリカは1/2に切り、魚焼きグリル、フライパンで
　表面が黒く焦げるまで強火で焼き、焦げた皮をむき、
　ざく切りにする。玉ねぎ、にんにくはスライスする。
2 鍋にオリーブオイル、にんにくを入れて香りが出るまで
　弱火で炒めたら玉ねぎを加え、透き通ってくるまで炒める。
3 1のパプリカ、ベジブロスを加え、10分程度煮込んだらミキサーにかける。
4 鍋に戻し、塩、黒こしょうで味付けし、お好みでイタリアンパセリを添える。

CHECK!

○ パプリカはβカロテン、ビタミンCを特に多く含んでいます。
　βカロテンは丈夫な肌を作り、ビタミンCはコラーゲン生成を促します。
　油で加熱することでβカロテンの吸収が良くなります。

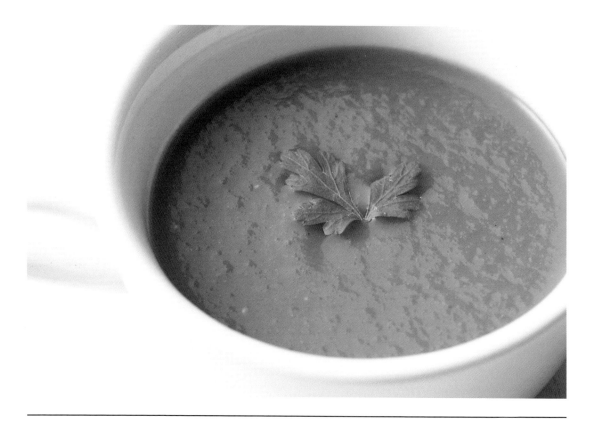

DINNER

ビーツとさつまいものポタージュ

エイジングケアの強い味方、ポリフェノール&ビタミンCたっぷり

材　料　（一人分）
- ビーツ ……… 50g
- さつまいも ……… 1/2本
- 玉ねぎ ……… 1/2個
- ベジブロス ……… 200ml（P21参照）
- 豆乳 ……… 50ml
- 塩 ……… 小さじ1/2
- 黒こしょう ……… 適量

作　り　方
1 ビーツ、さつまいもは一口大に切り、玉ねぎはスライスする。
2 鍋にベジブロス、1を加えて煮込む。
　具材が柔らかく煮込めたら豆乳とミキサーにかける。
3 ミキサーから鍋にうつし、塩、黒こしょうで味付けをする。

CHECK!

○ さつまいものビタミンC、ビーツのポリフェノールは合わせて摂ることで、
シミ、シワの予防に繋がります。
さらにさつまいものビタミンCは熱に強いので、
加熱して栄養を吸収しやすくして摂るのがオススメです。

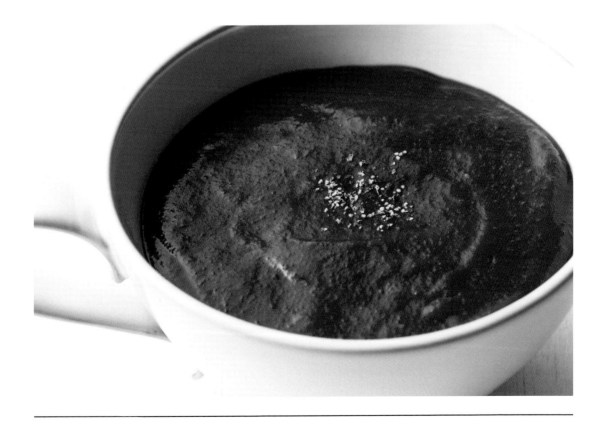

DINNER

野菜たっぷりごま坦々スープ

美肌をつくるビタミンACE（エース）がたっぷり摂れる組み合わせ

材　料　（一人分）

- ニラ ……… 20g
- 長ネギ ……… 1/3本
- 黄色、赤パプリカ ……… 各1/4個
- 豆もやし ……… 30g
- にんにく、生姜 ……… 各1片
- ベジブロス ……… 200ml（P21参照）
- ごま油 ……… 適量
- お好みでラー油 ……… 適量
- 塩、こしょう ……… 適量

・A
- 味噌 ……… 小さじ2
- 豆乳 ……… 50ml
- 練りごま ……… 大さじ1
- すりごま ……… 小さじ1
- しょうゆ ……… 小さじ1

作り方

1　ニラは2cmの長さに、長ネギ、にんにく、生姜はみじん切りにする。
　　パプリカはスライスする。

2　鍋にごま油、にんにく、生姜、長ネギを弱火で熱し、香りが出てきたらパプリカ、
　　豆もやし、ニラを加えてさっと炒めたらベジブロスを加えて煮込む。

3　野菜が柔らかくなったらAを加え、さっと煮込む。塩、こしょうで味を整えて、
　　お好みで少量ラー油を垂らす。

作り方のPOINT

☑ 豆乳は煮込むと分離してくるので、加えたら、
　　さっと弱火で煮て火を止めるのがオススメです。

CHECK!

○ ビタミンACたっぷりの緑黄色野菜とお肌の材料になるアミノ酸豊富な豆乳、
　　みそを使用したスープで、新陳代謝を促します。
　　さらにごまにはビタミンEや、セサミンを含むポリフェノールが豊富で、
　　お肌の酸化防止にも。

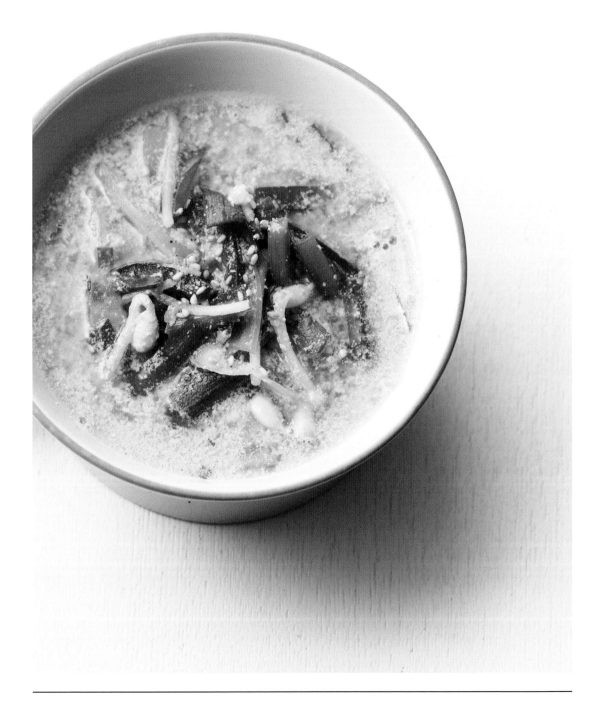

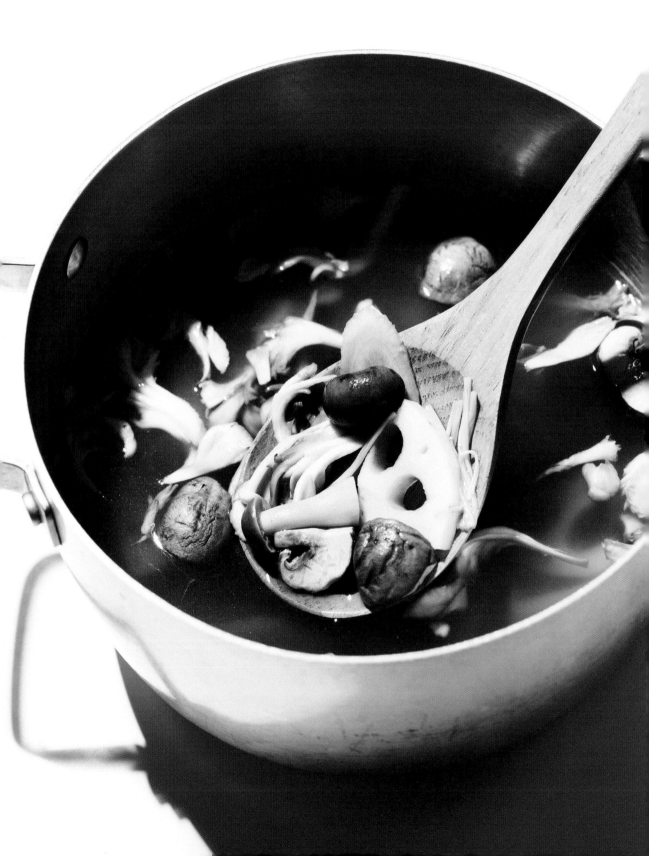

腸 活

v

BROWN

腸の働きを活発に！腸活のためのメニュー

　腸内環境をととのえ、免疫力を上げたい、体質改善をしたい、お通じの悩みを解消したいと考えている方に適した食材は、きのこ、根菜類などの「茶色の食材」です。

　茶色の食材には、腸内細菌の大好物である食物繊維がたっぷり含まれています。また、腸活のためのメニューでは、食物繊維に加えて、発酵食品であるみそ、麹などと食物繊維を一緒に摂るシンバイオティクスと呼ばれる食べ合わせを意識したレシピでより腸内環境にアプローチしやすい設計をしています。

　シンバイオティクスとは、食物繊維と有用菌である乳酸菌などを合わせて摂る食べ方のことで、食物繊維が有用菌のエサとなることで効率的に善玉菌を増やすことができるといわれています。

　また、腸内環境が改善されると栄養素の吸収が高まるので、美肌、代謝アップ、筋力アップなど、目的達成のスピードも上がります。さらに、女性ホルモンバランス、睡眠の質改善、ストレス耐性の強化などにも変化が期待できます。

　食べるファスティングで、腸内環境が改善された後、その状態をキープさせるためにもこちらの腸活メニューを活用してみてください。

BREAKFAST

おかひじきと
パイナップルのスムージー

水溶性食物繊維が豊富、
ミント&レモンが爽やか

———————————————

材　料　（一人分）
・おかひじき ……… 30g
・パイナップル ……… 一口大5個程度(100g)
・レモン ……… 1/8個(皮付き)
・ミント ……… 4、5枚
・水 ……… 150ml
・くだものでの甘さが足りない場合は、
　お好みではちみつ ……… 適量

—

作り方
1 材料を全てミキサーにかける。
　少し長めにかけると滑らかに仕上がります。

作り方のPOINT

☑ レモンの皮をすりおろして香りを
　つけてもおいしくいただけます。
☑ ミントはお好みでレシピより少し多く
　入れてもおいしくいただけます。

CHECK!

◯ おかひじき、パイナップルは、善玉菌の大好物である
　水溶性の食物繊維が豊富です。
◯ パイナップルはタンパク質を分解する
　酵素が多く含まれ、胃腸の働きをサポートします。
　さらに消化を促すミントを合わせて摂ることで
　相乗効果が期待できます。

トマトといちじくの
スムージー

ポリフェノールたっぷり、
ピンクペッパーがアクセント

———————————————

材　料　（一人分）
・トマト ……… 1/2個
・いちじく ……… 2個
・ビーツ ……… 20g
・甘酒 ……… 150ml
・ピンクペッパー ……… 少々

—

作り方
1 トマトはヘタを除き、一口大に切る。
　いちじく、ビーツも一口大に切る。
2 材料を全てミキサーにかける。

CHECK!

◯ ペクチン(水溶性食物繊維)を豊富に含むトマト、
　いちじくを使用したスムージーです。
　発酵食品である甘酒とペクチンは合わせて摂ることで
　より効率的に腸内で善玉菌を増やすことができます。
◯ ビーツはポリフェノール、ミネラルを多く含み、
　美肌、冷え、むくみにも良いとされています。

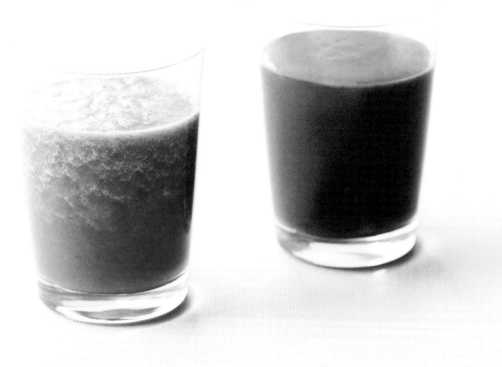

BREAKFAST

きのことごぼうのポタージュ

根菜とみその組み合わせで、効率的に腸もスッキリ

材　料　（一人分）
・お好みのきのこ（まいたけ、えのき、しめじ）……… 200g
・玉ねぎ ……… 1/4個
・ごぼう ……… 50g
・みそ ……… 小さじ2
・ベジブロス ……… 150ml（P21参照）
・豆乳 ……… 100ml
・粉山椒 ……… 適量
・お好みでローズマリー ……… 適量

—

作 り 方
1 きのこは手で割いておき、玉ねぎ、ごぼうはスライスする。
2 鍋にベジブロス、きのこ、玉ねぎ、ごぼうを加えて煮込む。
3 ごぼうが柔らかくなったら火を止めて、豆乳と共にミキサーにかける。
4 鍋に戻して弱火にかけ一煮立ちしたらみそで味付けし、
　 仕上げに粉山椒をふる。お好みでローズマリーを添える。

作り方のPOINT

☑ 仕上げにごぼうの素揚げを添えてもおいしくいただけます。
　 ポタージュにしない場合は、
　 ごぼうをスライスすることで消化の負担を軽くしましょう。

CHECK!

◯ きのこ、ごぼうに多い食物繊維は腸内の善玉菌の大好物。
　 さらに発酵食品であるみそと食物繊維を一緒に摂ることで
　 シンバイオティクスと呼ばれ、効率的に善玉菌を増やすことができます。

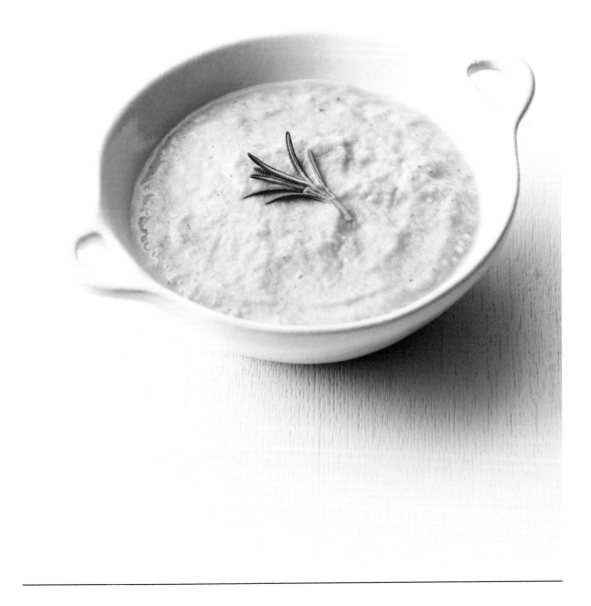

BREAKFAST

さつまいもと塩麹のポタージュ

塩麹の旨味が、さつまいもの甘味を引き立てる

材　料　（一人分）
・さつまいも ……… 1本
・玉ねぎ ……… 1/4個
・塩麹 ……… 小さじ2
・黒こしょう ……… 適量
・オーツミルク ……… 100ml
・ベジブロス ……… 150ml
・アーモンド ……… 適量

—

作 り 方
1　さつまいもは皮ごとざく切りにし、玉ねぎはスライスする。
2　鍋にベジブロス、さつまいも、玉ねぎを加えて煮込む。
3　さつまいもが柔らかくなったら火を止めて、
　　オーツミルクと共にミキサーにかける。
4　鍋に戻してひと煮立ちしたら塩麹、黒こしょうで味付けし、
　　仕上げに刻んだアーモンドをのせる。

作り方のPOINT

☑ 塩麹は酵素が失活しないように、
　　最後に加えるのがオススメです。

CHECK!

○ さつまいもには不溶性食物繊維が多く含まれており、
　　腸の内容物を移送する、ぜん動運動を活発にします。
　　また、ヤラピンという成分を含んでおり、便秘解消が期待できます。
　　このポタージュでは食物繊維量が多いオーツミルクを使用することで、
　　食物繊維をたっぷり摂ることができます。
　　さらに塩麹と合わせて摂ることで腸内環境を効率的に改善していきます。

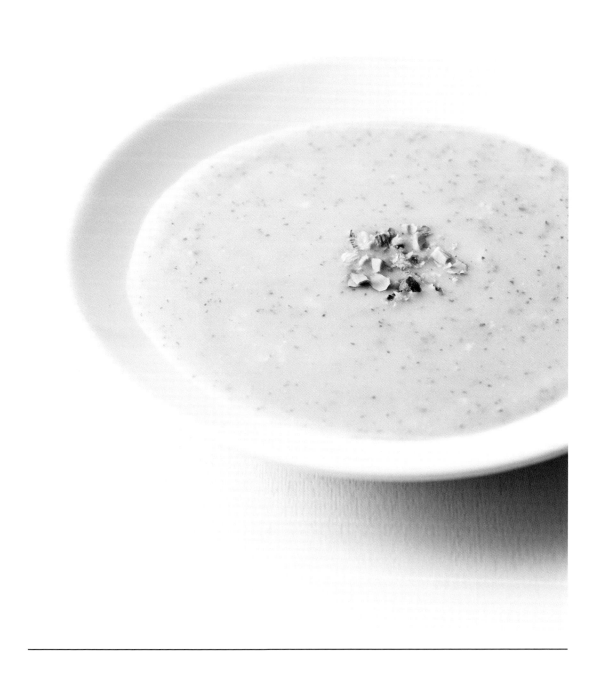

LUNCH

長芋と豆苗の和風サラダ

梅ドレッシングでさっぱりいただけて、腸にもうれしい

材　料　（一人分）
・長芋 ……… 100g
・きゅうり ……… 1/2本
・豆苗 ……… 1/2パック
・青じそ ……… 4枚
・梅ドレッシング（P37参照） ……… 適量

作 り 方
1　長芋、きゅうり、青じそは千切りにし、豆苗は食べやすい長さに切り、
　　さっと茹でるかレンジでラップをして30秒程度加熱する。
2　長芋、きゅうり、豆苗、青じそ、梅ドレッシングをあえる。

CHECK!

◯ 長芋のネバネバ成分は水溶性食物繊維で腸内細菌のエサとなり
　腸内環境をととのえます。発酵食品である梅干しと合わせて摂ることで
　より効率的に善玉菌を増やします。
　腸活だけでなく、梅干しのクエン酸で代謝アップも期待できます。

LUNCH

海藻とアボカドのサラダ

海藻で満足度もアップ！水溶性植物繊維が不足の方に

材　料　（一人分）
・水菜 ……… 40g
・わかめ（乾燥）……… 5g
・芽ひじき（乾燥）……… 5g
・アボカド ……… 1/2個
・韓国海苔 ……… 3枚
・おすすめドレッシングは
　オニオンドレッシングまたは
　ごまポン酢ドレッシング（P36、37参照）
　……… 適量

作り方
1　水菜を食べやすい大きさに切る。わかめ、芽ひじきを水で戻して絞っておく。
　　アボカドは種、皮を除き、食べやすい大きさに切る。
2　1を混ぜ合わせて韓国海苔を手でちぎりながらトッピングする。

CHECK!

○ 水溶性食物繊維の多い海藻、アボカドたっぷり使用したサラダです。
　善玉菌の餌になり、腸内環境を整えます。
　また、腸のむくみ改善にも変化が期待できます。

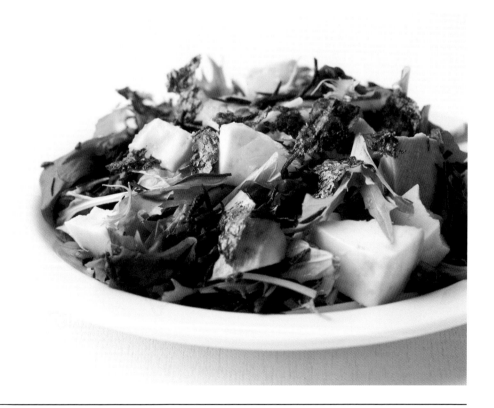

LUNCH

根菜のグリルサラダ

冷えが気になる方にもオススメ

材　料　（一人分）
・れんこん ……… 60g
・かぼちゃ ……… 50g
・パプリカ …… 1/2個
・ブロッコリー ……… 小房5個
・ベビーリーフ ……… 20g
・オリーブオイル ……… 適量
・黒こしょう ……… 適量
・おすすめドレッシングは
　オニオンドレッシング
　（P36参照）……… 適量

作 り 方
1 れんこんは1cm程度の厚さのに輪切りする。
　かぼちゃは1cmの厚さに切る。パプリカは乱切りにする。
　ブロッコリーは小房に分けておく。
2 フライパンにオリーブオイルをひき、1を入れ、
　弱火で火が通るまで裏返しながら両面焼く。
3 2とベビーリーフ、お好みのドレッシングをあえる。黒こしょうをふる。

CHECK!

○ 食物繊維たっぷりの根菜、ブロッコリーを使用したサラダです。
　善玉菌のエサとなり腸内環境をととのえます。
　冷えが気になる方はグリルサラダなどのホットサラダがオススメです。

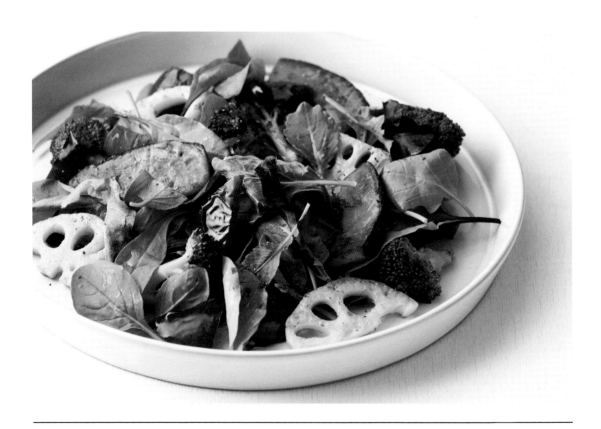

DINNER

納豆ともち麦のピリ辛スープ

腸の動きを高める、納豆と野菜がたくさん入ったスープ

材　料　(一人分)
・納豆 ……… 1P
・青梗菜 ……… 1本
・にんじん ……… 1/4本
・ネギ ……… 1/2本
・しめじ ……… 50g
・もち麦 ……… 小さじ1
・にんにく、生姜 ……… 1片
・ごま油 ……… 小さじ1
・A ┌ ・豆板醤 ……… 小さじ1/2〜
　　│ ・すりごま ……… 大さじ1
　　└ ・しょうゆ ……… 小さじ2
・ベジブロス ……… 200ml (P21参照)
・お好みで糸唐辛子 ……… 適量

作 り 方

1　青梗菜は食べやすい大きさに切り、にんじんは千切りにする。
　　ネギは斜め切りにし、しめじは石づきをとりさいておく。
　　にんにく、生姜はみじん切りにする。

2　鍋にごま油、にんにく、生姜を入れて弱火にかけて香りを出す。
　　ネギ、青梗菜、にんじん、しめじを入れて炒め、全体に油がまわったら
　　ベジブロス、もち麦を加えて蓋をして15分程度煮込む。

3　野菜に火が通ったらAを加えて混ぜ合わせたら火を止める。
　　納豆は混ぜ合わせて粘りを出さずに加え、お好みで糸唐辛子を添える。

CHECK!

○ たっぷりのお野菜と納豆菌を合わせることで効率的に善玉菌が増加する
　組み合わせのスープです。 また、もち麦は大麦β-グルカンという
　水溶性食物繊維が多く、腸内環境をととのえるサポートを行います。

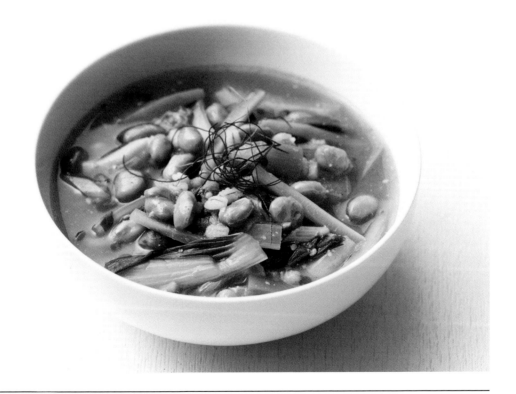

DINNER

ブロッコリーとマッシュルームの
カレークリームスープ

ビタミン&ファイバーたっぷりの食材で食べごたえも抜群

材　料　（一人分）
- ブロッコリー ……… 1/3個
- マッシュルーム ……… 4個
- 玉ねぎ ……… 1/4個
- にんにく ……… 1/2片
- 生姜 ……… 1片
- （あればクミンシード ……… 小さじ1/2）
- オリーブオイル ……… 小さじ1
- カレー粉 ……… 小さじ1/2〜
- ベジブロス ……… 150ml（P21参照）
- お好みでイタリアンパセリ ……… 適量

- A ┌ ココナッツミルク ……… 80ml
- │ しょうゆ ……… 小さじ1
- │ 塩 ……… 小さじ1/3
- └ 黒こしょう ……… 適量

作り方
1　ブロッコリーは小房に分け、マッシュルームは1/2に切る。
　　玉ねぎ、にんにく、生姜はみじん切りにする。
2　鍋にオリーブオイルをひいてにんにく、生姜、（クミンシード）を加えて
　　弱火にかける。香りが出てきたら玉ねぎを透き通るまで炒め、ブロッコリー、
　　マッシュルーム、カレー粉を加えて、さっと炒めたらベジブロスを加えて煮る。
3　野菜が柔らかくなったらAを加えて混ぜ合わせる。
　　お好みでイタリアンパセリを添える。

CHECK!

○ ブロッコリー、マッシュルームと食物繊維の多い食材は
　善玉菌のエサとなり腸内環境をととのえます。
　また、香辛料、ココナッツミルクは
　腸のむくみを解消してくれて下っ腹がスッキリします。
○ ブロッコリー、マッシュルームは
　代謝を高めるビタミンB群が多く含まれています。
　スパイスと組み合わせることで代謝も高まります。

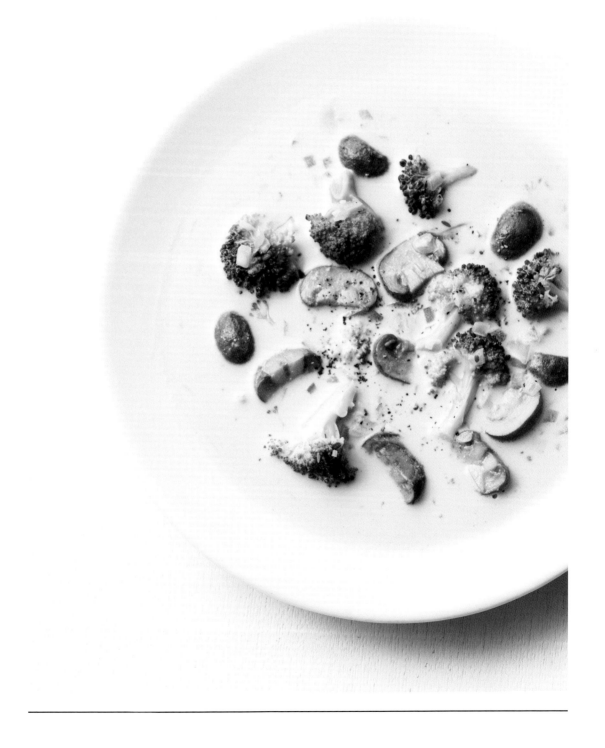

DINNER

根菜のみそ豆乳スープ

豆乳のコクと根菜の旨味が感じられて、腸も喜ぶ

材　料　（一人分）
- れんこん ……… 40g
- ごぼう ……… 40g
- かぼちゃ ……… 50g
- 玉ねぎ ……… 1/4個
- 生姜 ……… 1片
- ベジブロス ……… 200ml（P21参照）
- お好みで小ネギ ……… 適量

・A
- 豆乳 ……… 50ml
- みそ ……… 大さじ1弱
- みりん ……… 小さじ1
- ごま ……… 小さじ1

作 り 方
1　れんこん、ごぼう、かぼちゃは乱切りにし、玉ねぎは粗みじん切りにし、
　　生姜はすりおろしておく。
2　鍋にベジブロス、1を加えて煮込む。
3　具材が柔らかくなってきたらAを加え、火を止めて混ぜ合わせる。
　　お好みで小ネギを添える。

作り方のPOINT

☑ 豆乳を加えてからは、加熱をあまりしないほうが
　分離を防ぐことができます。

CHECK!

○ 腸内環境の改善が期待できる、
　食物繊維たっぷりの根菜を使用した豆乳スープです。
　発酵食品であるみそを使用することで、より効率的に善玉菌を増やします。
○ かぼちゃのビタミンE、生姜が血行を促進し、腸を温めてくれます。
　とくに腸が冷えていることで不調を感じる方にオススメ。
　腸は温めることで動きを活発化できます。

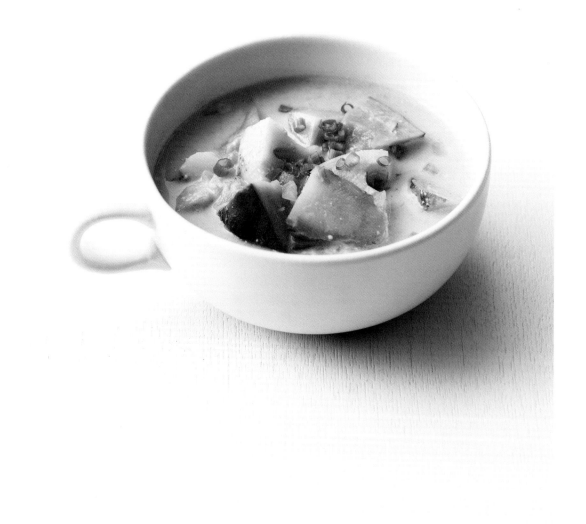

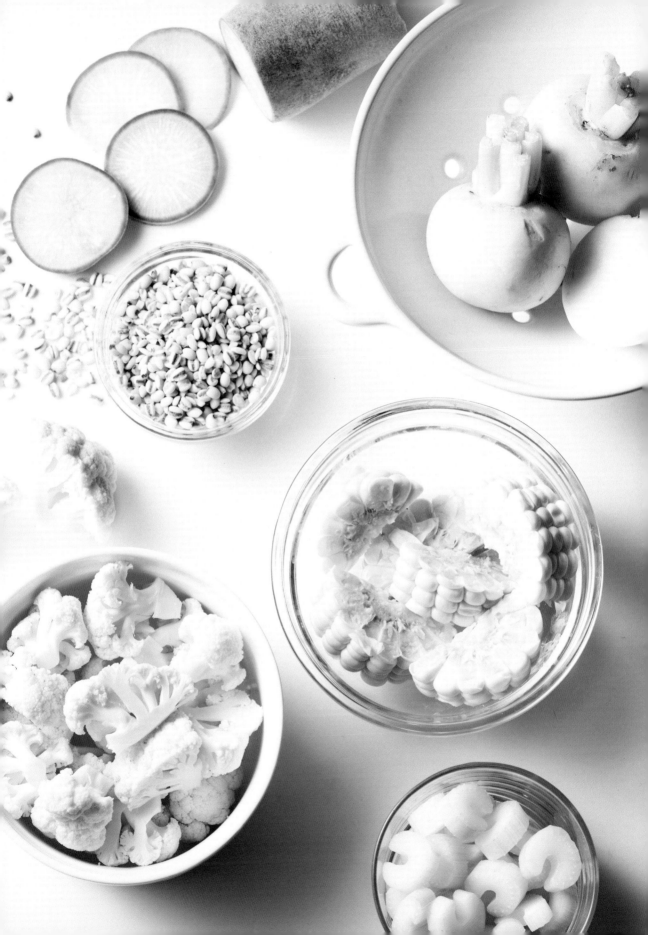

むくみ解消

∨

WHITE

むくみを解消してスッキリボディへと導きます

むくみ解消に重点をおいたメニューでは、バナナ、ココナッツ、白菜、かぶ、セロリなどの、「白い食材」をチョイスしています。

白い食材にはカラダの中の余分な塩分、水分を排出するカリウムを多く含んでおり、スープなどにして、水分と合わせて摂ることでスッキリさせていきます。人は塩分を多く摂ると、細胞のナトリウムとカリウムのバランスを均衡に保つために水分を溜め込む仕組みになっています。そのため塩分の高い食事が続くとむくみやすくなります。むくみを改善するだけで2kg近く体重が減る方も。

普段の生活の中で、どうしても塩分を多く摂りがちです。体重が上下しやすい方は、脂肪や糖質で増えているわけではなく、実はむくみやすい食事を摂っているだけかもしれません。普段の食事でも「外食などが続いた」「しょっぱいものを多く食べた」後には白い食材を意識的に摂ることで、カラダの中の塩分を排出し、むくみを解消してあげましょう。

さらに冷え、肝機能の低下もむくみを助長します。カリウムに合わせて血行を促す食材を摂ること、肝機能を高める食材を摂ることで有効的にむくみ解消に繋がるレシピを紹介しています。

BREAKFAST

アボカドとキウイの アーモンドミルクスムージー

カラダに溜まった塩分を排出するカリウムが豊富

材 料 （一人分）
・アボカド ……… 1/2個
・キウイ ……… 1個
・アーモンドミルク ……… 150ml
・ミント ……… 少々
・はちみつ ……… 適量
・アーモンド ……… 適量

—

作 り 方
1 アボカドは皮と種を除き、食べやすい大きさに切る。
　キウイも皮を除きざく切りにする。
2 材料を全てミキサーにかける。
　少し長めにかけると滑らかに仕上がります。
　アーモンドをのせる。

作り方のPOINT

☑ フルーツの甘さによってはちみつの量は
　調整してください。

CHECK!

○ アボカド、キウイは体内の余分な塩分、
　水分を排出するカリウムを多く含みます。
○ アボカド、アーモンドには
　血行を良くするビタミンEが多く含まれているため、
　余分な水分をより早く体外に排出します。
　また、冷えによるむくみ予防にもなります。

バナナとココナッツの スムージー

デザート感覚、それでいてむくみに有効！

材 料 （一人分）
・バナナ ……… 1本
・カリフラワー ……… 小房3個
・レモン ……… 1/8個
・ココナッツミルク ……… 80ml
・水 ……… 100ml

—

作 り 方
1 バナナは皮をむき、小さくちぎっておく。
　レモンは皮を除く。
2 材料を全てミキサーにかける。
　少し長めにかけると滑らかに仕上がります。

作り方のPOINT

☑ レモンは、レモン汁（小さじ1）でもOK。

CHECK!

○ バナナ、カリフラワー、ココナッツには
　体内の余分な塩分、水分を排出し
　むくみを解消するカリウムがたっぷり含まれています。
　塩分を摂りすぎた翌日も飲みたいスムージーです。

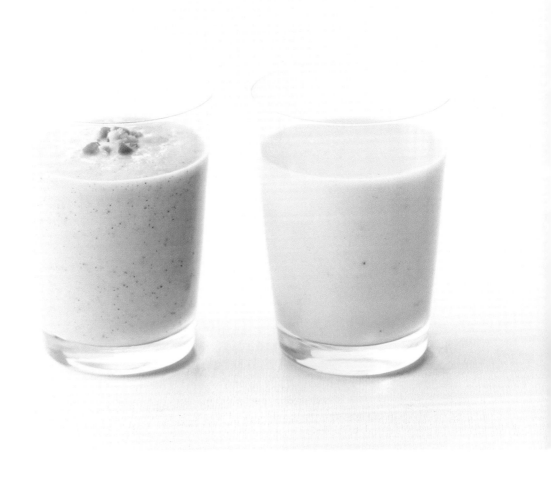

BREAKFAST

とうもろこしの丸ごとポタージュ

ひげまで丸ごと使うから、カラダに溜まった老廃物までスッキリ!

材　料　(一人分)
・とうもろこし ……… 1本
・とうもろこしのひげ ……… 1本分
・玉ねぎ ……… 1/2個
・オリーブオイル ……… 小さじ1
・ベジブロス ……… 200ml (P21参照)
・豆乳 ……… 100ml
・塩 ……… 小さじ1/2
・黒こしょう ……… 少々
・お好みでとうもろこし粒、黒こしょう ……… 適量

—

作 り 方
1　とうもろこしは実を包丁で削ぎ落とす。ひげは黒いところを除いておく。
　　玉ねぎはスライスする。
2　鍋にオリーブオイルを熱し、玉ねぎを入れて甘みが出るように弱火で炒める。
3　2にとうもろこし、とうもろこしのひげ、とうもろこしの芯、
　　ベジブロスを加えて煮込む。とうもろこしに火が通ったら
　　豆乳と共にミキサーにかける。
4　鍋に戻し、塩、黒こしょうで味付けする。
　　お好みでとうもろこしの粒、黒こしょうを添える。

作り方のPOINT

☑ とうもろこしの芯は一緒に煮込むことで旨味が増します。

CHECK!

○ とうもろこしは、カリウム、ビタミンB群が多く、むくみ解消や代謝を促します。
　ひげも丸ごと使用することで、ひげの利尿作用によって
　むくみの改善がより期待できます。

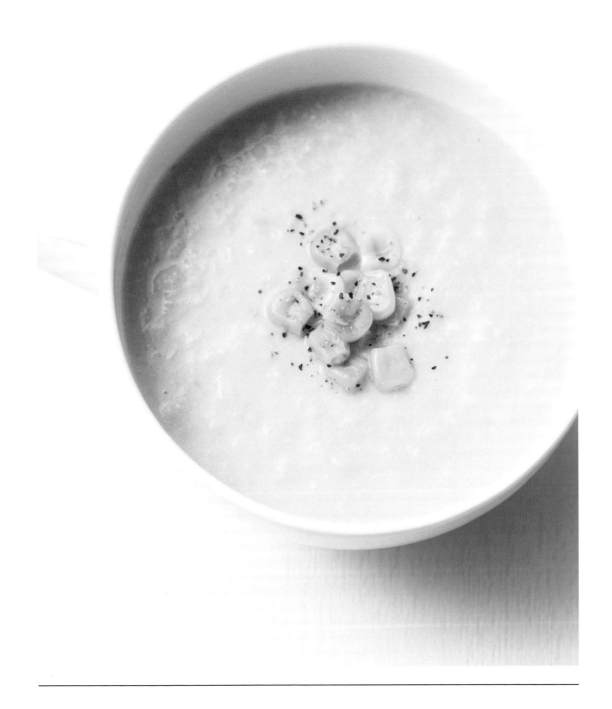

BREAKFAST

大根とかぶの白いポタージュ

血流を促し、むくみをリセットしてくれる

材　料　（一人分）
・大根 ……… 80g
・かぶ ……… 1個
・玉ねぎ ……… 1/4個
・豆乳 ……… 100ml
・ベジブロス ……… 150ml（P21参照）
・塩 ……… 小さじ1/2
・黒こしょう ……… 少々

—

作り方
1　大根、かぶ、玉ねぎは3cm程度のざく切りにする。
2　鍋に1、ベジブロスを入れてフタをして加熱する。
　　大根が柔らかく煮えたら火を止めて、豆乳と一緒にミキサーにかける。
3　2を鍋に戻し、塩、黒こしょうで味付けする。

作り方のPOINT

☑ 大根に竹串やフォークがスッと入るまで煮えたら、
　　火を止めてミキサーにかけましょう。

CHECK!

○ 大根、かぶはカリウムを多く含み、体内の余分な塩分、
　　水分を排出し、むくみを解消します。
　　さらに玉ねぎと組み合わせることで血流を良くし、
　　冷えによるむくみの改善にも役立ちます。

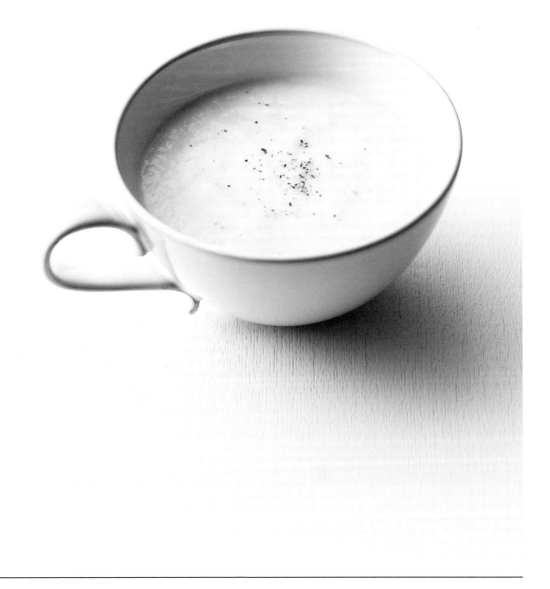

LUNCH

ズッキーニとトマトのナムルサラダ

水分代謝（肝機能）を高めて、下半身のむくみも解消

材　料　（一人分）
・グリーンリーフ ……… 2〜3枚
・ミニトマト ……… 6個
・ズッキーニ ……… 1/2本
・A ┌ ・ごま油 ……… 小さじ1
　　├ ・ポン酢 ……… 大さじ1
　　└ ・クコの実 ……… 大さじ1
・韓国海苔 ……… 2〜3枚

作 り 方
1　ズッキーニを薄く輪切りにする。ミニトマトは半分に切る。
　　グリーンリーフは食べやすい大きさにちぎっておく。
2　1をAで和える。韓国海苔をのせる。

作り方のPOINT

☑ ズッキーニの代わりにきゅうりを使用しても良いです。

CHECK!

○ ズッキーニに含まれるカリウムがカラダに含まれる
　余分な水分を排出します。また、クコの実には水分代謝を行う
　肝臓の機能を高める働きがあります。

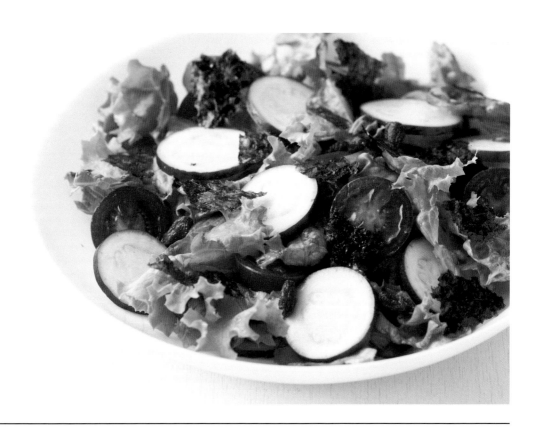

LUNCH

きゅうりと長芋のヌードルサラダ

余分な水分の排出を促すカリウムがたくさん摂れる

材　料　（一人分）
・きゅうり　1/2本
・長芋　70g
・おくら　4本
・青じそ　3枚
・おすすめドレッシングは
　ごまポン酢ドレッシング
　（P37参照）……… 適量

作 り 方
1　きゅうり、長芋をスライサーで細長く切る。おくらはサッと茹でて輪切りにする。
　青じそは千切りにする。
2　1をお好みのドレッシングとあえる。

作り方のPOINT

☑ スライサーでリボン状にするのが難しいようなら、
　千切りでもおいしくいただけます。

CHECK!

○ きゅうり、長芋、オクラにはにカリウムがたっぷり含まれており、
　余分な水分の排出を促します。さらに長芋、オクラはビタミンB群を含み、
　水分代謝の促進などにも期待できます。

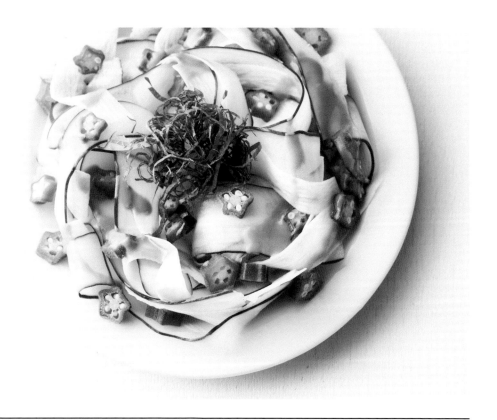

LUNCH

なすとバジルのサラダ

カリウムで気分もむくみもスッキリ

材 料 （一人分）
・なす ……… 中1本
・バジル ……… 6〜7枚
・ベビーリーフ ……… 40g
・オリーブオイル ……… 大さじ1
・黒こしょう ……… 適量
・おすすめドレッシングは
　オニオンドレッシング（P36参照）
　　　……… 適量

作 り 方
1　なすは1cm厚さの輪切りにして、バジルはちぎっておく。
2　オリーブオイルをひいたフライパンでなすをソテーし、
　　蓋をして蒸し焼きにする。
3　2、バジル、ベビーリーフ、お好みのドレッシングをあえて黒こしょうをふる。

作り方のPOINT

☑ なすはオリーブオイルであえてラップをして
　電子レンジで3分程度加熱してもよい。

CHECK!

○ なすは体内の余分な水分を排出するカリウムを多く含みます。
　またバジルは鉄分を含み体の血液量を増やします。さらにバジルの香りの
　成分はイライラなどを鎮静させてくれます。

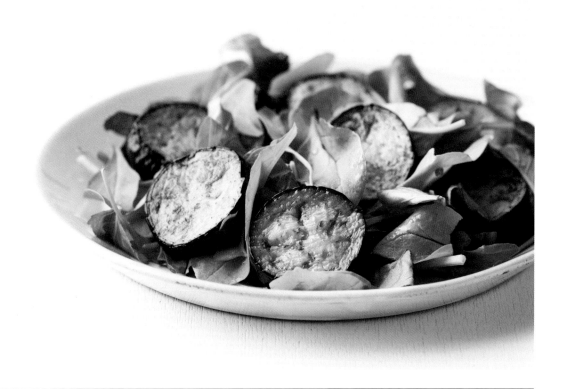

DINNER

セロリと焼きレモンのスープ

香り成分とミネラルでカラダとココロがリフレッシュできる

材　料　（一人分）
・セロリ ……… 40g
・レモン（輪切り）……… 2枚
・玉ねぎ ……… 1/4個
・ハトムギ ……… 小さじ1
・ベジブロス ……… 200ml（P21参照）
・塩 ……… 小さじ1/2
・黒こしょう ……… 適量
・お好みでローズマリー、
　こぶみかんの葉などの
　ハーブ ……… 適量

作 り 方
1　セロリは千切り、玉ねぎはみじん切りにする。
　　レモンは魚焼きグリルかフライパンで焼き色がつくまで焼く。
2　鍋にベジブロス、玉ねぎ、セロリ、ハトムギを入れて蓋をして煮込む。
3　塩、黒こしょうで味付けし、1のレモンを加える。
　　お好みでローズマリーなどを加えて香り付けする。

作り方のPOINT

☑ レモンは焼くと、より香りを楽しめます。

CHECK!

○ セロリに含まれるカリウムは体内の余分な塩分排出を促しむくみを
　解消します。ハトムギは利尿作用があり、余分な水分排出を促します。
　さらに、レモンに含まれるヘスペリジンもむくみへの変化が期待できます。

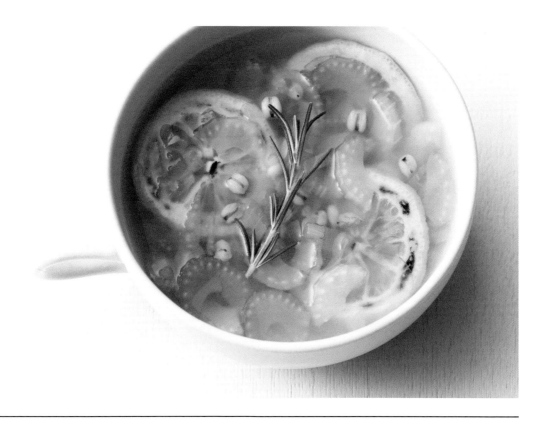

DINNER

ひよこ豆とかぶのココナッツスープ

ココナッツミルクでクリーミーな味わいなのに、むくみに有効

材　料　（一人分）
・ひよこ豆（ゆで）……… 30g
・小かぶ（葉も）……… 1個
・玉ねぎ ……… 1/4個
・セロリ ……… 30g
・オリーブオイル ……… 小さじ1
・にんにく、生姜 ……… 1片
・ココナッツミルク ……… 100ml
・ベジブロス ……… 150ml（P21参照）
・塩 ……… 小さじ1/2
・黒こしょう ……… 適量
・お好みでパクチー ……… 適量

——

作 り 方
1　小かぶは6等分のくし切りにし、葉はみじん切りにする。
　　玉ねぎ、セロリ、にんにく、生姜はみじん切りにする。
2　鍋にオリーブオイル、にんにく、生姜を入れて香りが出るまで弱火で加熱する。
　　セロリ、玉ねぎを入れて透き通るまで炒めたら、
　　小かぶ、ひよこ豆を加えてサッと炒める。
3　ベジブロス、ココナッツミルクを加えて煮込む。
　　塩、黒こしょうで味を整え、お好みでパクチーを添える。

CHECK!

○ ひよこ豆に含まれるタンパク質はむくみ予防に役立ちます。
　ひよこ豆、小かぶ、セロリに含まれるカリウムが余分な塩分を排出して
　むくみを解消します。さらににんにく、生姜は血行を良くし、
　余分な水分、塩分の排出をサポートします。

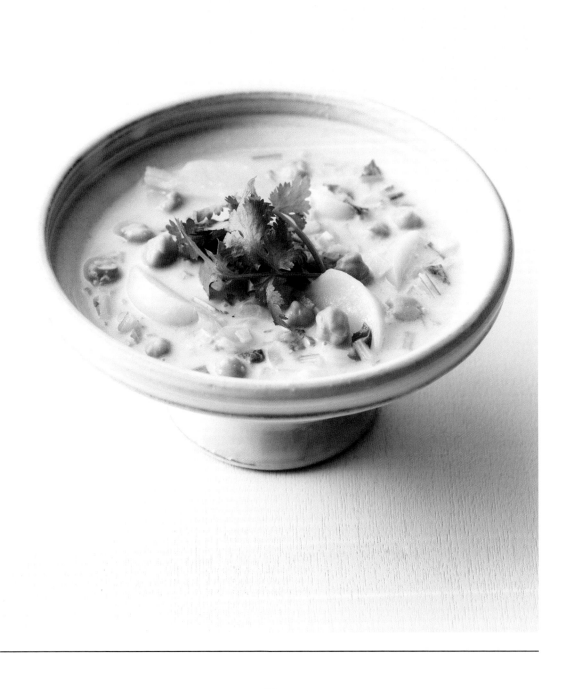

DINNER

白菜の中華スープ

むくみを軽減する、とろとろの白菜がおいしい

材　料　（一人分）
・白菜 ……… 1～2枚
・キクラゲ（お好みのきのこでもOK）……… 3～4枚
・ネギ ……… 1/4本
・青梗菜 ……… 1本
・生姜 ……… 1片
・ごま油 ……… 小さじ1
・クコの実 ……… 小さじ1
・ベジブロス ……… 200ml（P21参照）
・塩 ……… 小さじ1/2
・片栗粉 ……… 小さじ1

—

作 り 方
1　白菜、青梗菜は3cm程度の長さに切る。
　　ネギ、生姜はみじん切りにする。キクラゲは生の場合はそのまま、
　　乾燥の場合は戻して食べやすい大きさに切る。
2　鍋にごま油、ネギ、生姜を加え弱火で香りが出るまで熱し、
　　白菜、青梗菜、キクラゲを炒める。
3　ベジブロス、クコの実を加える。塩で味付けし、
　　片栗粉を水大さじ1（分量外）に溶いて加えてとろみをつける。

CHECK!

○ 白菜、青梗菜はカリウムを多く含み、余分な塩分を排出します。
　さらにキクラゲは漢方食材でもよく使用されますが、
　むくみの軽減や血流改善などにより
　身体の巡りを良くする作用があります。

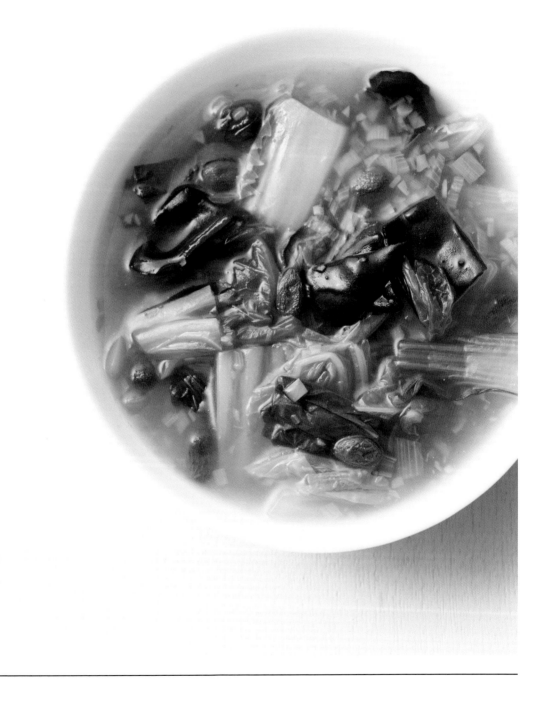

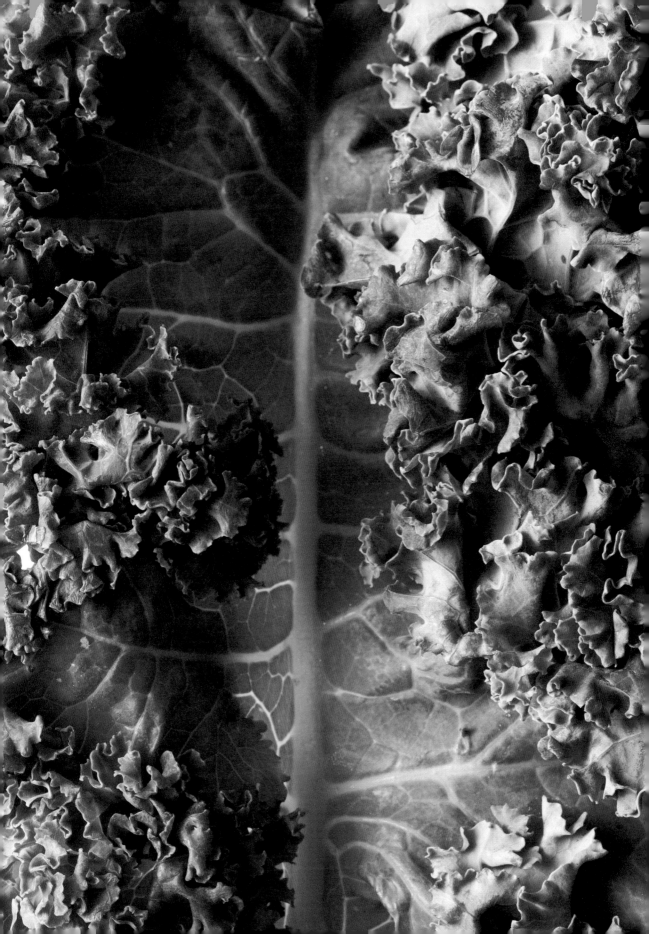

デトックス

▼

GREEN

内臓機能を高めてデトックスを行うメニュー

　カラダに溜まった老廃物を排出し、パフォーマンスを高めてくれるケール、パクチー、キャベツ、アボカド、キウイなどの「緑の食材」はまさにデトックスの色。

　緑の食材には、クロロフィル、イソチオシアネート、水溶性食物繊維、ビタミンA、Cなどが多く含まれています。クロロフィル、イソチオシアネートのポリフェノール類は解毒を行う臓器でもある肝臓の機能を高めて有害物質を排出し、水溶性食物繊維は腸内のデトックスを行い、老廃物を排出してくれます。

　カラダに余分なものを手放すことで、カラダの機能はスムーズに働くことで酸化しにくくなり、エイジングケアや疲れにくさなどにも繋がります。また腸や肝臓はメンタルとも大きく連動しており、働きを良くすること、休ませてあげることで幸せホルモン「セロトニン」生成を促しストレスなどのデトックスにも導きます。

　とくに普段から「お酒を飲むことが多い方」「食事が不規則な方」「甘いもの、炭水化物、脂っこいものが多い方」はデトックス食材を2日間の食べるファスティングにも取り入れていただけると、よりカラダのパフォーマンスアップに繋がります。もちろん暴飲暴食の次の日の置き換え食としてもオススメです。

BREAKFAST

ケールとりんごの
スムージー

ドライフルーツが隠し味のデトックススムージー
────────────────────

材 料 （一人分）
・ケール ……… 30g
・りんご ……… 150g
・お好みのドライフルーツ
　（いちじく、プルーンなど）……… 2、3個
・レモン ……… 1/8個
・水 ……… 150ml

—

作 り 方
1 ケールとりんごは一口大くらいに切る。
　レモンは皮を除いておく。
　ドライフルーツはちぎっておく。
2 材料を全てミキサーにかける。
　少し長めにかけると滑らかに仕上がります。

CHECK!
○ ケールにはビタミン、ミネラルも多く含まれますが、
　クロロフィル、イソチオシアネートと言われる
　ポリフェノールが含まれており、
　身体に溜まった老廃物や
　有害成分の解毒を促してくれます。
○ ケール、食物繊維の多いりんごは、
　ドライフルーツと合わせて摂ることで腸を刺激し、
　老廃物の排出を促します。

マンゴーとターメリックの
スムージー

内臓機能を高めて中からもキレイにしてくれる
────────────────────

材 料 （一人分）
・マンゴー(冷凍でも) ……… 100g
・オレンジ ……… 1/2個
・キャベツ ……… 1枚程度(30g)
・ターメリック ……… 小さじ1/4
・水 ……… 150ml

—

作 り 方
1 マンゴー、オレンジは皮をむき
　一口大くらいの角切りにする。
　キャベツはざく切りにする。
2 材料を全てミキサーにかける。
　少し長めにかけると滑らかに仕上がります。

作り方のPOINT
☑ ターメリックはお好みで量を
　調整してみてください。

CHECK!
○ マンゴー、オレンジのペクチン(水溶性食物繊維)が
　腸内環境をととのえ、老廃物の排出を促します。
　キャベツは胃酸の分泌を抑え、
　胃腸のケアをしてくれます。
○ ターメリックに含まれるポリフェノールは
　解毒を行う肝機能を高め、
　デトックスを促します。

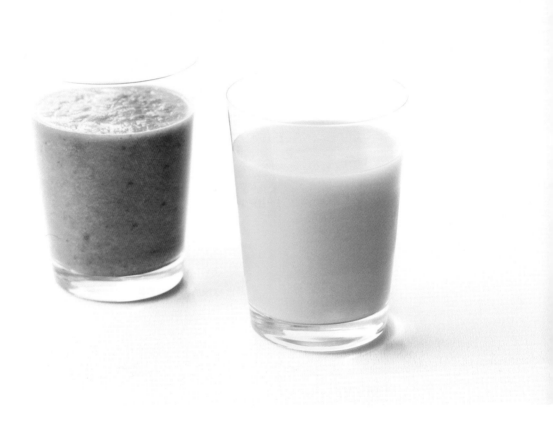

BREAKFAST

ブロッコリーとカリフラワーのポタージュ

効率的にデトックスを促す組み合わせ

材　料　（一人分）
・ブロッコリー ……… 50g
・カリフラワー ……… 50g
・玉ねぎ ……… 1/4個
・ベジブロス ……… 150ml（P21参照）
・オーツミルク ……… 100ml
・塩 ……… 小さじ1/2
・黒こしょう ……… 適量
・お好みでイタリアンパセリ ……… 適量

—

作 り 方
1　ブロッコリー、カリフラワーは小房に分ける。玉ねぎはスライスする。
2　鍋に1、ベジブロスを加えて具材が柔らかくなるまで煮込んだら
　　オーツミルクと共にミキサーにかける。
3　鍋に戻して塩、黒こしょうで味付けする。
　　お好みでイタリアンパセリを添える。

CHECK!

○ ブロッコリーは肝機能にアプローチしてデトックスを促す
　　イソチオシアネートを多く含みます。さらに、カリフラワーはカリウムが多く、
　　余分な水分を排出してくれるため、ブロッコリーを合わせて
　　摂ることでより効率的にデトックスできます。

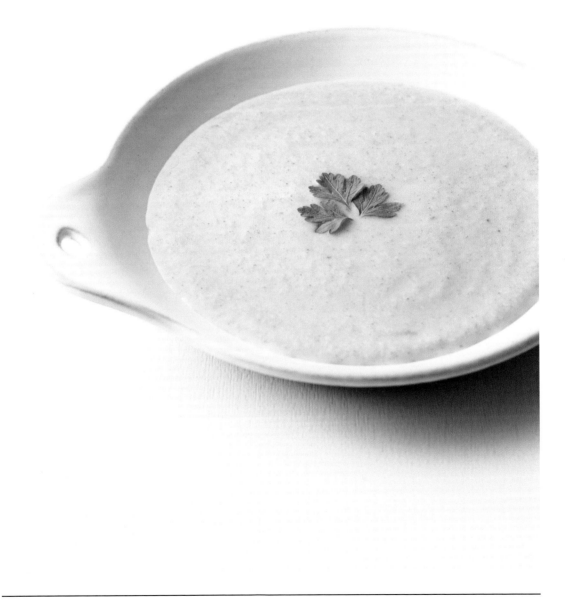

BREAKFAST

海苔のポタージュ

海苔と昆布の旨味とミネラルが多くつまったポタージュで全身スッキリ

材　料　（一人分）
・海苔 ……… 7枚
・ネギ ……… 1本
・小かぶ ……… 1個
・ベジブロス ……… 200ml（P21参照）
・昆布茶 ……… 小さじ1
・薄口しょうゆ ……… 小さじ1
・三つ葉 ……… 適量
・お好みでわさび、オリーブオイル ……… 適量

—

作　り　方
1　ネギはぶつ切りにし、小かぶは6等分程度に切る。
2　鍋にベジブロス、昆布茶、ネギ、小かぶを入れて
　　ネギがクタッとなるまで煮込む。
3　2をミキサーにかける。
4　鍋に戻し弱火にかける。海苔を手でちぎりながら加えて混ぜ合わせ、
　　薄口しょうゆで味付けし、きざんだ三つ葉を添える。
　　お好みでわさび、オリーブオイルを添える。

作り方のPOINT

☑ 海苔の量はお好みで増やしてもおいしくいただけます。

CHECK!

○ 海苔は解毒を行い肝臓の働きを高めるタウリンを含みます。
　　また、腸のデトックスに役立つ水溶性植物繊維も多く含みます。
　　かぶは、カリウムなどのミネラルを豊富に含み、
　　体内の余分な水分を排出してむくみを改善します。
　　またネギに含まれるアリシンが血流を促進し、
　　冷えによるむくみも改善します。

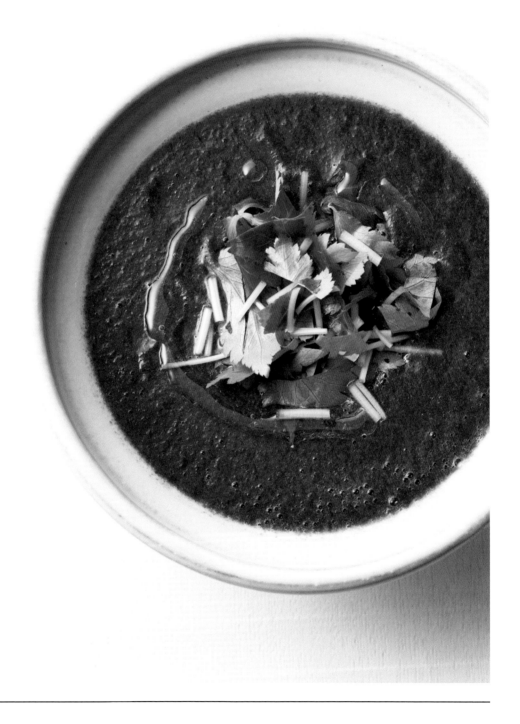

LUNCH

ケールとスプラウトのサラダ

腸と肝機能にアプローチして、デトックスをサポート

材　料　（一人分）
・ケール ……… 2枚
・ブロッコリースプラウト ……… 1パック
・紫ブロッコリースプラウト ……… 1パック
・玉ねぎ ……… 1/8
・おすすめドレッシングは
　ハニーマスタードドレッシング
　または塩麹ドレッシング（P36参照）
　　……… 適量

作り方
1　ケールは千切りにし、塩とオリーブオイル（分量外）を
　少量加えて手で20回くらい揉み込む。玉ねぎはスライスする。
　スプラウトは根元を切り落とす。
2　1とお好みのドレッシングをあえる。

CHECK!

○ ケール、ブロッコリースプラウトに含まれるイソチオシアネートは
　解毒を行う肝機能を高め、デトックスを促します。
　さらにケールは食物繊維も豊富で、腸のデトックスも行います。

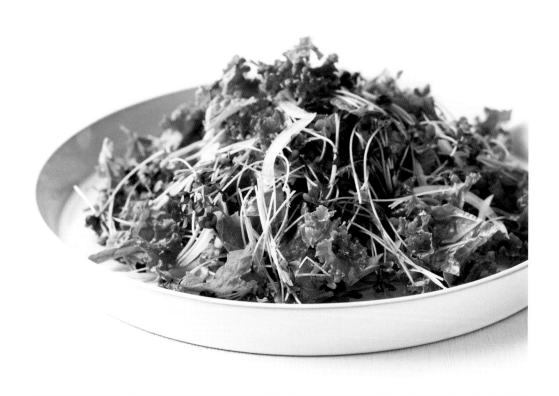

LUNCH

パクチーとアボカドのサラダ

パクチーとアボカドを使用したエスニック風クレンズサラダ

材　料　（一人分）
- パクチー ……… 20〜30g
- アボカド ……… 1個
- きゅうり ……… 1/2個
- 紫玉ねぎ ……… 1/4個
- ピーナッツ ……… 大さじ1
- レモンもしくはライム ……… 適量
- おすすめドレッシングは
  梅ドレッシング
  またはオニオンドレッシング（P36、37参照）
  　　……… 適量

作り方
1　パクチーは食べやすい大きさに切り、アボカドは2cm程度の
　　角切りにする。きゅうりは千切りに、紫玉ねぎはスライスする。
　　ピーナッツは荒く刻んでおく。
2　1をお好みのドレッシングと和え、レモンもしくはライムを絞る。

CHECK!

○ パクチーはカラダに蓄積した有害物質をデトックスし、
　さらに紫玉ねぎに含まれるケルセチン、
　セレンはカラダに蓄積した重金属を解毒します。
　アボカドに多く含まれるカリウムは身体に余分に蓄積した
　水分と共に排出を促します。

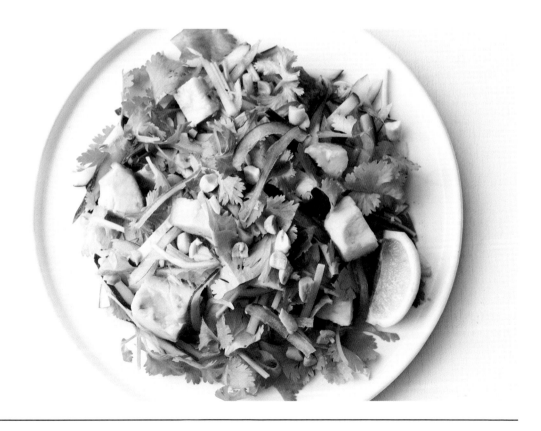

LUNCH

芽キャベツとマッシュルームのサラダ

芽キャベツのポリフェノールがカラダを中からキレイにする、旨味たっぷりサラダ

材 料 （一人分）
・芽キャベツ ……… 6個
・マッシュルーム ……… 6個
・ルッコラ、グリーンリーフなどの
　葉物 ……… 2～3枚
・にんにく ……… 1片
・オリーブオイル ……… 小さじ2
・おすすめドレッシングは
　ハニーマスタードドレッシング（P36参照）
　……… 適量

作 り 方
1　芽キャベツは1/2に切り、マッシュルーム、にんにくはスライスにし、葉物は食べやすい大きさにちぎっておく。
2　芽キャベツは耐熱皿に入れてふんわりラップをして2分加熱しておく。
3　フライパンにオリーブオイル、にんにくを弱火で香りがでるまで熱し取り出し、同じフライパンで芽キャベツをおいしそうな焦げ目がつくまで焼いたら弱火にし、水大さじ1程度（分量外）を加えてフタをして蒸し焼きにする。
4　マッシュルーム、葉物と3をお好みのドレッシングであえる。

CHECK！

○ 芽キャベツに含まれるポリフェノールは肝機能を高めてデトックスを促します。マッシュルームに含まれる食物繊維が腸のデトックスを促します。

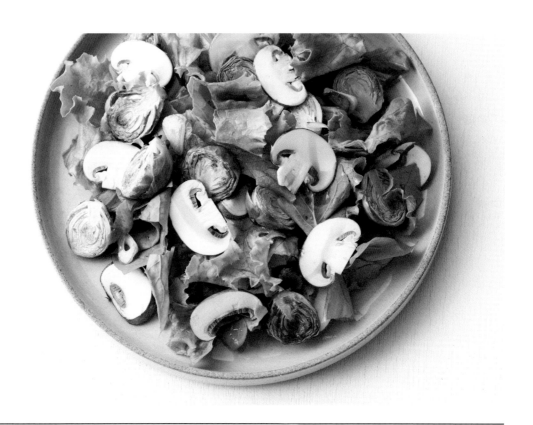

DINNER

ほうれん草とかぶのスープ

デトックス成分を含む野菜とオーツミルクで効率的にクレンジング

材　料　（一人分）

- ほうれん草 ……… 60g
- かぶ ……… 小1個
- 長ネギ ……… 1/3本
- オーツミルク
  （なければ豆乳） ……… 100ml
- ベジブロス ……… 150ml（P21参照）
- 塩 ……… 小さじ1/2
- 柚子こしょう（黒こしょうでも可）
  ……… 少々

作り方

1 ほうれん草は3cm程度の長さに切る。かぶはくし切りにし、
　長ネギは斜めにスライスする。
2 鍋にオリーブオイルをひき、かぶと長ネギを入れて表面に焼き目をつける。
3 ベジブロス、ほうれん草を入れて煮込む。
4 オーツミルクを加えて一煮立ちさせ、塩、柚子こしょうで味付けする。

作り方のPOINT

☑ かぶは葉をみじん切りにして入れても、
　ビタミンACが合わせて摂れ、おいしいです。

CHECK!

◯ ほうれん草のクロロフィル、ネギに含まれるケルセチンなどは、
　体内の重金属などのデトックスを促します。また、食物繊維の多い
　オーツミルクは腸内環境をととのえ、腸からの老廃物、毒素排出を促します。

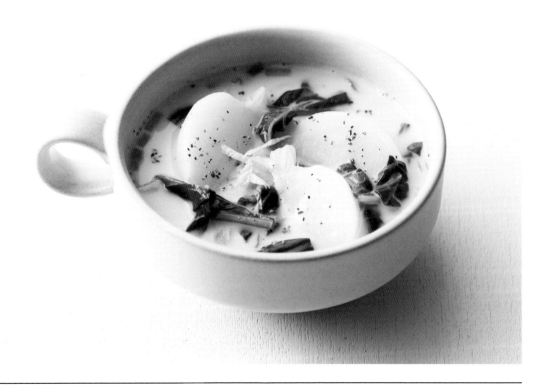

DINNER

玉ねぎとクミンのスープ

カラダに溜まりやすい有害物質を排出できる、シンプルな旨味満点スープ

材　料　（一人分）
- 玉ねぎ ……… 1個
- ベジブロス ……… 200ml（P21参照）
- クミン（ホール）……… 小さじ1/2
- オリーブオイル ……… 小さじ2
- 塩 ……… 小さじ1/2
- 黒こしょう ……… 適量
- お好みでイタリアンパセリ、
  クミン ……… 適量

作り方
1 玉ねぎは薄皮を剥いてヘタの部分を切り落とし4等分する。
2 鍋にオリーブオイルとクミンを加えて弱火にかけてクミンの香りを出す。
  1を加えてさっと炒めたらベジブロスを入れて煮る。
3 玉ねぎが柔らかくなったら、塩、黒こしょうで味付けをする。
  お好みでイタリアンパセリ、クミンを添える。

作り方のPOINT

☑ 玉ねぎは煮込めば煮込むほど甘くなります。煮込んでいる最中に
水分がなくなってきたらベジブロスを足してください。

CHECK!

○ 玉ねぎのケルセチン、セレンは、体内に蓄積した重金属を排出します。
さらにクミンは、活性酸素の除去に役立ちます。スープで摂ることで水に
溶け込んだ成分も余すことなく摂ることができます。

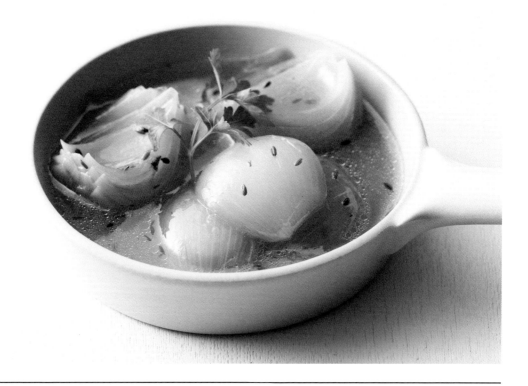

DINNER

パクチーと焼きトマトのエスニックスープ

血流を促し、カラダにたまった余分なものを流してデトックス

材　料　（一人分）
・トマト ……… 大1個（200g）
・パクチー ……… 20g
・玉ねぎ ……… 1/4個
・オリーブオイル ……… 小さじ2
・生姜 ……… 1片
・レモン汁 ……… 小さじ1
・ベジブロス ……… 200ml（P21参照）
・塩 ……… 小さじ1/2
・黒こしょう ……… 適量
・お好みで飾りのパクチー ……… 適量

作り方
1　トマトは厚め（1.5cm程度）の輪切りに、パクチー、生姜はみじん切りに、
　　玉ねぎはスライスする。
2　鍋にオリーブオイル、生姜を弱火で熱し香りを出す。
　　トマトを加えて、強火で片面を焦げ目がつくまで焼く。
3　ベジブロス、玉ねぎ、パクチーを入れて煮込む。
4　塩、黒こしょうで味付けし、レモン汁を仕上げに入れる。
　　お好みで飾りのパクチーを添える。

CHECK!

○　パクチー、玉ねぎは共に、体内に蓄積した有害物質を排出する
　　デトックスが期待できます。また、トマトに含まれる水溶性
　　食物繊維は腸内のデトックスが期待できます。生姜を加えることで
　　血流が良くなり、有害物質の排出も効率的に実施できます。

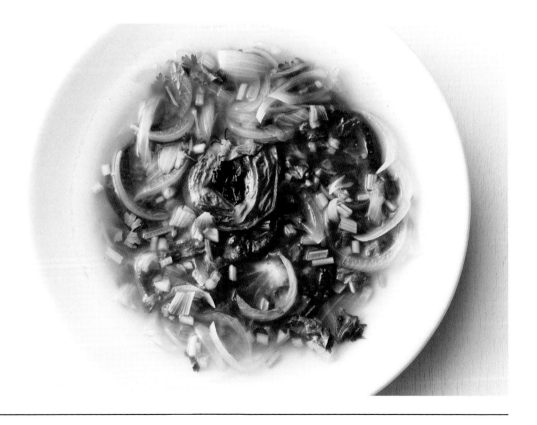

CHAPTER 4

HOW TO EAT
AFTER FASTING

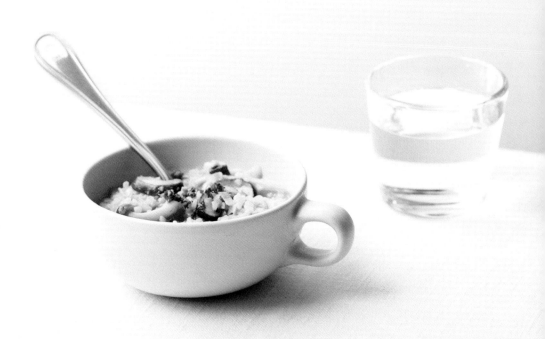

回復食で変化を持続させる

食べるファスティングでの変化を長続きさせるためには回復食が大切です。
日常の食事へと移行するために、徐々に胃腸をならし、より2日間の食べるファスティングの
変化をより高めるためにも、ぜひ回復食を取り入れましょう。

回復期

▼

食べるファスティング終了後の食事

　ファスティング終了後の1食目以降、徐々に通常の食事へ戻していく期間を「回復期」といいます。食べるファスティングの変化を持続させるためには、この期間の食事が大切です。内臓の負担を抑え、栄養吸収力が高まり、カラダの調子がととのった状態で、いきなり高カロリーな食事や高脂質なものを食べてしまうと、消化器官に負担をかけてしまい、せっかくの変化が台無しに。内臓の負担を引き続き抑えるよう心がけましょう。それにより、リバウンド防止にも繋がります。

　回復期は、食べるファスティング実施日と同等の日数を取りましょう。回復食を食べてスムーズに日常の食事へと移行するために、お粥や味噌汁を食べるのがオススメです。消化の良いお粥は消化器官の負担を抑えます。減量をしたい方は、食物繊維が多く、吸収されにくい玄米がオススメ。代謝と関わりの深いビタミンB群も豊富です。お粥に小豆やハトムギを加えると、むくみ改善にも有効です。お野菜を中心に、胃腸に負担の少ないお粥や植物性のタンパク質から摂っていきましょう。週末がんばった食べるファスティング。状態をなるべく持続させて、そして普段の食事も改善されれば、変化はより一層高まります。回復期を上手に過ごして、習慣にしていきましょう。

CHECK POINT!

☑ 食材、調味料、油は、良質のものを選び薄味で

吸収が高まっているため、悪いものも吸収しやすい状態です。質の良い食材、調味料、油を摂りましょう。また、回復期に薄味を心がけることで、少量の塩分でも満足いくようになれば、食べ過ぎ防止や塩分摂取によるむくみの防止にも繋がります。

☑ お菓子や精製糖、動物性タンパク質を控える

上白糖などの精製糖は血糖値の急高下を招きやすく、また、吸収の良い状態で菓子類を多く摂取するとリバウンドの原因になってしまいます。動物性タンパク質の摂取も控え、大豆など植物性タンパク質を摂りましょう。

☑ 水分は1日1.5〜2L摂り、アルコールやカフェインを控える

エネルギー代謝をスムーズに行うためには水分が必要です。ただし、アルコールは肝臓に負担をかけ、カフェインは摂りすぎると強い利尿作用でカラダに必要な水分まで排出してしまい、代謝低下やむくみを起こす原因にもなります。ノンカフェインの水分を多めに摂りましょう。

[オススメの回復食メニュー]

きのことアーモンドのリゾット風

にんにくと白みそが隠し味！ 植物性食材のみを
使用しているので、吸収力の高い回復食1、2日目にオススメ

___

材　料　（※作りやすい分量）
・玄米 ……… 1/2合
・お好みのきのこ（マッシュルーム、えのき、しめじ、まいたけなど）……… 200g
・玉ねぎ ……… 1/2個
・にんにく ……… 1片
・オリーブオイル ……… 大さじ1
・アーモンドミルク ……… 200ml
・ベジブロス ……… 600ml（P21参照）
・塩 ……… 小さじ1/2
・白みそ ……… 小さじ1
・アーモンド ……… 10粒
・お好みでルッコラ、黒こしょう ……… 適量

—

作 り 方
1 きのこは手で割いて、玉ねぎ、にんにくはみじん切りにする。
　 アーモンドは刻んでおく。
2 フライパンにオリーブオイルを熱し、にんにく、
　 玉ねぎを香りが出るまで弱火で炒める。
3 きのこを加えしんなりしてきたら、玄米を加える。
　 全体に油がまわったらベジブロスを全量加えて混ぜながら沸騰させて、
　 弱火で米が柔らかくなるまで煮込む。
4 アーモンドミルクを加え、塩、白みそを加えて味付けをしたら器に盛り、
　 アーモンドを添える。お好みでルッコラを添えて、黒こしょうをかける。

作り方のPOINT

☑ 途中水分が足りなくなったらベジブロスか水を足す。
☑ フライパンでも良いですが、ホーローなどの鍋で作るのもオススメです。

CHECK!

○ 食物繊維たっぷりのきのこ、アーモンドは発酵食品のみそと合わせて
　 摂ることで善玉菌が効率良く増えます。また、ファスティングでリセットされた
　 腸内環境をしっかりとキープしてくれます。
○ アーモンドには抗酸化作用、血流改善作用のあるビタミンEが
　 たっぷり含まれています。吸収が高まっているファスティング後に
　 ビタミンEをしっかり摂ることで美肌、冷え防止も期待できます。

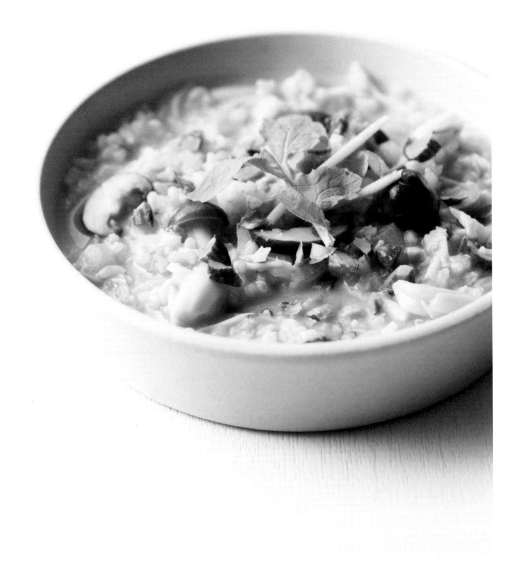

[オススメの回復食メニュー]

大根と海苔のお粥

優しい味わいで、腸をととのえてくれるお粥。負担が少ないので回復食1日目にオススメ

材　料　（※作りやすい分量）
・玄米 ……… 1/2合
・大根 ……… 300g
・大根の葉 ……… 適量
・ベジブロス(P21参照) もしくは
　水 ……… 600〜800ml
・海苔もしくは
　青のり ……… 1枚(20cm角くらいのもの)
・梅干し ……… 1コ
・三つ葉 ……… 適量

作り方
1　大根はすりおろし、大根の葉は5mm程度に刻んで塩揉みしておく。
2　鍋にベジブロス、玄米を加えて30分程度煮込む。
　　1の大根を加えてさらに煮込む。
3　玄米が柔らかくなったら、海苔、大根の葉を加えてさっと煮込む。
4　三つ葉、梅干しを添えていただく。

作り方のPOINT
☑ 途中水分が足りなくなったらベジブロスか水を足す。

CHECK!
○ 消化の負担が少ないため、回復食1日目にオススメ。

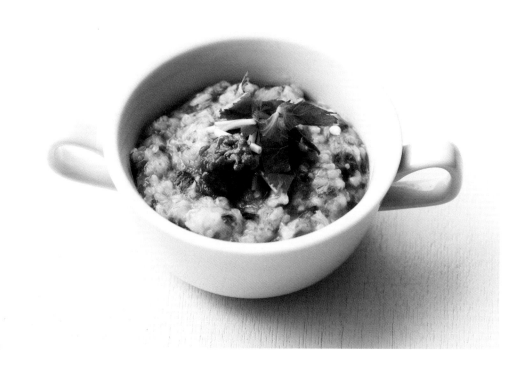

[オススメの回復食メニュー]

青梗菜と魚介のエスニック粥

低脂肪で消化負担の少ない魚介は、通常食に戻る手前の回復食3日目にオススメ

材 料 （※作りやすい分量）

- 玄米 ……… 1/2合
- ごま油 ……… 大さじ1
- ネギ ……… 1/2本
- 生姜 ……… 1片
- 青梗菜 ……… 1本
- えびもしくはシーフードミックス ……… 80ml
- クコの実 ……… 小さじ1
- ベジブロス（P21参照）もしくは
  水 ……… 600-800ml
- ナンプラー ……… 小さじ1（なければ醤油）
- 塩、こしょう ……… 適量
- お好みでパクチー、クコの実 ……… 適量

作 り 方

1 ネギ、生姜はみじん切りに、青梗菜、パクチーは食べやすい大きさに切っておく。

2 鍋にごま油を熱し、ネギ、生姜を香りが出るまで弱火で炒める。
玄米を加え、全体に油が回ったらベジブロスを全量加えて混ぜながら沸騰させ、
弱火で煮込む。途中水分が足りなくなったらベジブロスか水を足す。

3 青梗菜、シーフードミックス、クコの実を加え、一煮立ちさせたらナンプラー、
塩、こしょうで味を整える。お好みでパクチー、クコの実を添える。

CHECK！

○ 魚介は低脂肪高タンパクなので回復期、最初に動物性タンパクを
入れていくタイミングにオススメのお粥。魚介には肝機能を高める
タウリンが含まれるので、むくみ改善、デトックスにも有効。

○ ポリフェノールを含むクコの実、アスタキサンチンを含むエビを
加えることでエイジングケア、美肌も期待できます。

○ パクチー、生姜は消化促進作用もあるので回復期の消化をサポート。

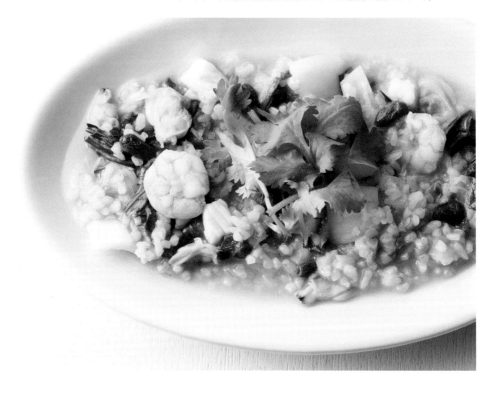

DRINK & SEASONING

オススメのドリンクと調味料

食べるファスティングの期間以外でも、日常的に使える
飲み物や調味料をご紹介します。美容や健康に良いのはもちろん、品質の高いものばかり。

1.

「美しさ」がテーマの
はちみつ

ダマスクローズとアカシアの純粋はちみつに、スパイスをブレンド。大正元年創業のはちみつメーカーから生まれた、まったく新しいコンセプトのハイブリッドなハーバルはちみつ。そのままでも、調味料やハーブティーに入れても。

Herbal Honey 000 (Tamitu)
問／TEL：050-3553-1912
（11：00〜20：00／土日祝省く）

2.

甘さ控えめ、
すっきりした甘酒

金沢で最も長い歴史を持つ酒蔵が、契約栽培米と霊峰白山の麓から百年の歳月をかけて蔵に辿り着く恵みの百年水だけで仕込みました。保存料・香料・食塩は一切不使用。甘さ控えめ、なめらかな糀甘酒。

シルキー糀甘酒（福光屋）
問／福光屋オンラインショップ
https://www.fukumitsuya.com/

3.

米発酵のエナジー＆
乳酸菌ドリンク

米発酵由来の天然成分100％、ノンカフェインのエナジードリンク。炭酸水割りやお湯割りでもおいしい。（左）良質の契約栽培米を、植物性乳酸菌と麹で発酵させたお米の乳酸菌ドリンク。毎日の健康習慣に！（右）

左から、VATEN、ANP71（ともに福光屋）
問／福光屋オンラインショップ
https://www.fukumitsuya.com/

4.

ダイエット中や
ファスティングの前後にも

「くすりの前にできること」をコンセプトに、お湯に溶かして飲む温活発酵スープ。梅とたまり醤油、女性の漢方で使われる大和当帰葉とよもぎ、乳酸菌100億個を共生発酵。お味噌汁代わりに風邪の引き始めや毎日の未病対策にも。

HAKKO Ume Herbal Soup 梅と
当帰とよもぎの発酵スープ（UQURITO）
問／https://www.uqurito.com

5.

シンガポール発のウェルネス
ビューティーブランド

ダイエットサポート＆溜めないサイクルを作りたい方へのハーブティー。お酒を飲まれる方や、肝機能がお疲れ気味の方へ。（左）ビタミンCを多く含むハーブが華やかに香る甘酸っぱいブレンド。美容・美肌、更年期障害の悩みにも。（右）

左から、THE RESET BLEND毒素排出
クレンズブレンド、THE BEAUTY
BLEND美人ブレンド（WHITETREE）
問／https://jp.whitetree-teatime.com

6.

空腹感を感じたとき、
糖分補給に、強い味方です

自然の恵みから得られる美のハーブブレンドを使用。ノンシュガーでりんごのすっきりした風味です。ファスティング時に一緒ご利用いただくことで、よりリセット効果が期待できます。水又はお湯で10倍程度に希釈してどうぞ。

ハーブコーディアル　デトックス（DELIFAS!）
問／https://delifas.com

7.

少しの量でもしっかり甘い
オーガニックのアガベ

有機栽培されたリュウゼツランから作られる、有機アガベシロップの甘味です。お料理からファスティング中のドリンクにも、お砂糖やシロップの代わりに広い用途でお使いいただけます。甘さはお砂糖の約1.3〜1.4倍といわれています。

マヤ・ゴールド オーガニック アガベシロップ
（富士貿易株式会社）問／0120-990-177
https://ihq.fujitrading.co.jp/

8.

野菜の旨味で仕上げた
だしの素で安心・安全に

「安全で美味しい」を追求する企業ならではの一品です。食塩・香辛料・化学調味料、動物性素材を使用せずに仕上げただしの素で、和食、洋食、中華と献立を選ばず使える万能だし。ベジブロスの代用としてもオススメです。

野菜の旨味だし（スカイ・フード）
問／https://www.sky-food.jp

9.

竹炭と深海塩が融合した、
こだわりの焼き塩

食べるファスティング中や料理のお供にオススメ。国産孟宗竹の筒の中に、日本近海より汲み上げた海洋深層水から精製した深海塩を詰め、3日間1000℃の高温で焼き上げた竹塩です。学物質、保存料、着色料は一切不使用です。

Black Salt炭塩（DELIFAS!）
問／https://delifas.com

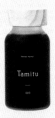

1

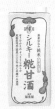

2

3

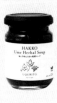

4

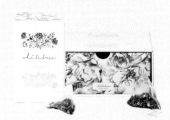

5

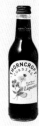

6

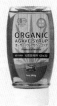

7

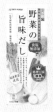

8

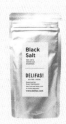

9

Q&A

もっと知りたい!食べるファスティング

Q. 治療中の病気がある場合、服薬をしている場合、
妊娠中、授乳期中の場合、注意する点はありますか?

A. 疾患やお客様の状況によるため医師とご相談のうえで実施してください。

Q. 準備期や回復期を設けなくても良いですか?

A. 設けなくても、2日間でむくみや腸のスッキリ感は感じていただけると思います。
準備期、回復期を設けるとより高い変化が期待できます。

Q. ミキサーやブレンダーがない場合は代替できますか?

A. ポタージュについては刻んでスープにしても
問題ないものがほとんどです。スムージーの場合は機械がないと作れませんので、
該当のフルーツ、お野菜をそのまま摂っていただく形になります。

Q. お野菜は有機野菜や無農薬である必要はありますか?

A. 皮ごと使うものに関しては、なるべくそのようにしてみてください。
難しい場合は、水1Lに対して重曹大さじ3杯程度を加えて1分程度漬け込んでから
よく洗い流してください。重曹が残留農薬を取れやすくしてくれます。

Q. 食べるファスティングはどれくらいの周期で行うのが良いですか?

A. 季節の変わり目であることや、細胞の生まれ変わりの周期が
だいたい3ヶ月なので、2〜3ヶ月に1回の周期で行うのがオススメです。
「レトルト食品・外食が多い方」や「成果を早く出したい方」は、
月1回の実施しても良いでしょう。

Q. 食べるファスティング中のスポーツは可能でしょうか。

A. 激しい運動はオススメできません。軽いウォーキング、ヨガ、ストレッチがオススメです。

Q. 食べるファスティング中、ファスティング後のお通じはどうなりますか?

A. 普段の腸内環境状態によって個人差があり、
お通じの回数が増える方もいれば減る方もいます。ただ、ファスティング中に
お通じがなくなる方でも終了後には快便になる方がほとんどです。

Q. 食べるファスティングを実施中、外出先で飲食したり、
   急な外食をしなければならない場合は、
   どんなものを食べたり飲んだりすれば良いですか?

A. 飲み物では、ハーブティー、ほうじ茶、スムージー、炭酸水(無糖)などがオススメです。
   何かを食べる場合は、サラダやお野菜たっぷりのスープなどを摂りましょう。

Q. 食べ過ぎ、飲み過ぎた翌日にオススメのメニューはありますか?

A. 翌日にどんな症状が出るかによりますが、代謝アップメニュー、
   デトックス、むくみ解消メニューがオススメです。

Q. 食べるファスティング中どんな風に食欲を紛らわしたら良いですか?

A. 掃除や片づけ、ネイルをしたりすると、気分を紛らわせることができ
   「食べること」から少し離れることができます。また、掃除や片づけをすることで
   気分的にもリセットできるのでオススメです。挫折をしないコツとしては、
   友人やパートナーと一緒に行い、励ましあうことも大切です。

Q. 頭痛が起きた場合どうしたら良いでしょうか?

A. 普段から甘いものを摂ることが多い方は低血糖での頭痛の可能性が高いです。
   はちみつ入りのハーブティーや果物などを摂って血糖値を上げることで解決しやすいです。
   また、カフェインやアルコール摂取が多く、ミネラル不足で頭痛が起こっている場合には
   岩塩や梅干しを摂ることで軽減しやすくなります。

Q. ファスティング前後に、会食や外食が入った場合、
   どうしたら良いでしょうか?

A. 揚げ物、脂っこいお肉などは避け、なるべく野菜の多いメニューや
   和食などを選ぶようにしましょう。食事内容を選べない場合、前後の食事は、
   野菜をたっぷり使用したスープにして消化の負担を軽くし、代謝を高めるビタミン、
   ミネラルの豊富な野菜を摂りましょう。また、パイナップル、キウイ、
   長芋なども消化をサポートする酵素が含まれているのでオススメです。
   アルコールなどを飲む場合には、焼酎やハイボール、甘さが控えめのサワーなど、
   蒸留酒を選ぶようにして、お水と交互に飲むようにしましょう。

Q. 準備食、回復食をデパ地下やスーパー、コンビニで用意する場合は
   どんなものをとると良いでしょうか?

A. 野菜を使用したメニューなどが増えているので、
   なるべく野菜の多いメニューを選ぶようにしてください。
   具体例としては「おにぎり+具沢山のスープ類(野菜たっぷり豚汁、ミネストローネなど)」
   「とろろそば+ほうれん草のおひたし+カットフルーツ」など。

Q. どうしてもお腹が空いた場合、どうしたら良いでしょうか?

A. 果物やナッツ、無添加のドライフルーツや干し芋などを少し食べてみてください。
また、炭酸水(無糖)などを摂ることで空腹が紛れやすくなります。

Q. 食べるファスティング中、眠気があるのですが、なぜですか?

A. 体がエネルギー不足になると、カラダが自己防衛として、
飢餓に備え余分なエネルギーを使わないようカラダを休めようとするためです。
食べるファスティング期はカラダを休める期間とお考えいただき、できるだけ早めにお休みください。

Q. カフェインレスコーヒーは飲んでも良いですか?

A. 食べるファスティングは、内臓を休めて、解毒や老廃物の排出を図ることも目的です。
食べるファスティングで敏感になっている胃腸に刺激物が入ると、
いつもより強く作用することや、胃腸の障害も懸念されます。
また、カフェインはホルモンに影響し、血糖値を急激に上げる作用があるので
臓器の疲労にも繋がります。カフェインレス(デカフェ)にも微量のカフェインが
含まれますので、できるだけ期間中は控えたいです。
どうしても飲みたい方は、食べるファスティングの変化は
最大にはなりませんがカフェインレス(デカフェ)を使用ください。
コーヒー(カフェインレスでも)に含まれるタンニンは、
ミネラル(主に鉄分)の吸収を阻害するともいわれているため、
日常での食後すぐのコーヒー摂取はあまりオススメしません。

Q. 食べるファスティングって、痩せるためだけにするものですか?

A. 食べるファスティングを実施することで体重が減る方は多いですが、
それだけでなく味覚や食欲の正常化や、細胞の活性化・腸内環境の
改善を得られる方も多くいらっしゃいます。

Q. 腸や胃を休めるのに、お野菜の皮や、繊維質の野菜、固形物を食べて、
どうして大丈夫なのですか?

A. 確かに、消化活動に食物繊維は少し負担にはなりますが、
油や動物性タンパク質に比べ、かなり負担が少ないです。
また、DELIFAS!としては、胃腸の負担を軽くすることもそうですが、
腸内環境の改善というメリットに重きを置いています。腸内環境改善のために、
食物繊維は大きく影響します。腸内環境検査協会との研究の中でも、
通常の固形物を摂らないファスティングでは変化が起こりにくいのに、
DELIFAS!の食べるファスティングでさまざまな腸内環境の変化が起こるのは、
「野菜の食物繊維をしっかり摂っていること」、
「皮やスープに含まれるファイトケミカルをしっかり摂っていること」であると
一般社団法人腸内細菌検査協会(MTA)よりいわれています。

DELIFAS! WEB

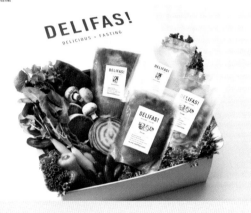

本格的に食べるファスティングを体験したいという方に。
　3日間のミールキットに加え、専属の管理栄養士のサポートも付いた、3days初回限定プランをオススメします。ファスティング中の不安やお悩みは、すぐにLINEで相談可能。また、ダイエットや体質改善について管理栄養士からアドバイスが受けられます。食事と栄養のプロである管理栄養士とのやり取りは、ファスティング終了後の日常生活にも役立てられます。食生活の変化をきっかけに、カラダの不調が解決する方も多数。当たり前だと思っている「食事」を見つめ直す機会に。詳しくはホームページをご覧ください。

https://delifas.com

Photographer：古家佑実（SORANE）

Art Direction & Design：鬼頭敦子

Design：三嶋佑花

Edit：山田洋子（オフィスカンノン）

Food Assistant：大角梓　鈴木有貴　島田順子

Cooperator：石橋里奈

Sales：武知秀典　野辺澪香（SDP）

Promotion：河野真衣子　榊原菜帆（SDP）

Producer：鈴木佐和（SDP）

撮影協力

SOBOKAI、STUDIO M / マルミツポテリ
https://www.marumitsu.jp/webstore/
TEL 0561(82)1010

株式会社マチルダ
momo

DELIFAS！式　2DAYS 週末リセット
食べるファスティング

発　行　　2024年1月16日　初版 第1刷発行

著　者　　板橋里麻
発行者　　細野義朗
発行所　　株式会社 SDP
　　　　　〒150-0022　東京都渋谷区恵比寿南1-9-6
　　　　　TEL 03(5724)3975（第2編集）
　　　　　TEL 03(5724)3963（出版営業ユニット）
　　　　　ホームページ　http://www.stardustpictures.co.jp
印刷製本　TOPPAN株式会社

ISBN 978-4-910528-43-4
©2024 SDP　Printed in Japan